居家透析知识丛书

JUJIA TOUXI ZHISHI CONGSHU

丛书主编：谭丽萍　王　赟

居家透析 那些事

主编　陈斯霞

JUJIA
TOUXI
NAXIE
SHI

U0395828

苏州大学出版社
Soochow University Press

图书在版编目（CIP）数据

居家透析那些事 / 陈斯霞主编 . —苏州：苏州大
学出版社，2023.11
（居家透析知识丛书 / 谭丽萍，王赟主编）
ISBN 978-7-5672-4566-2

Ⅰ. ①居… Ⅱ. ①陈… Ⅲ. ①血液透析—基本知识
Ⅳ. ① R459.5

中国国家版本馆 CIP 数据核字（2023）第 203918 号

书　　　名：居家透析那些事

主　　编：陈斯霞
责任编辑：申小进
助理编辑：王晓磊
装帧设计：吴　钰
插画设计：袁悦靓

出版发行：苏州大学出版社（Soochow University Press）
社　　址：苏州市十梓街1号　　邮　　编：215006
网　　址：www.sudapress.com
E-mail：sdcbs@suda.edu.cn
印　　装：苏州市古得堡数码印刷有限公司
邮购热线：0512-67480030
销售热线：0512-67481020
网店地址：https://szdxcbs.tmall.com/（天猫旗舰店）

开　　本：700 mm×1 000 mm　1/16　　印张：5.25　　字数：84 千
版　　次：2023 年 11 月第 1 版
印　　次：2023 年 11 月第 1 次印刷
书　　号：ISBN 978-7-5672-4566-2
定　　价：20.00 元

凡购本社图书发现印装错误，请与本社联系调换。服务热线：0512-67481020

"居家透析知识丛书"
编委会

主　审

施晓松　宋　锴

丛书主编

谭丽萍　王　赟

丛书副主编

姜小梅　王　芸　周梅芳　陈斯霞　潘烨瑾

丛书编委

（按姓氏笔画排序）

马　琴　王　蔚　田凤美　朱义盼　刘鹏程

汤美玲　李　颖　李文文　吴　青　沈明丽

姚　群　顾　丹　顾　莹　钱　鹏　倪　蓉

倪云洁　蔡梅芝

随着社会老龄化、生活方式和环境的变化，终末期肾病（end-stage renal disease, ESRD）正成为全球重大公共卫生问题，具有高发病率、高致残率和高治疗费用等特点。2020 年全球肾脏替代治疗人数已达到 378.1 万人，有研究预测，至 2030 年将有 543.9 万人需要接受肾脏替代治疗。肾脏替代治疗主要包括血液透析和腹膜透析。腹膜透析是治疗终末期肾病的有效手段之一，相较于血液透析具有诸多优势，如可居家治疗、操作简便、能更好地保护残余肾功能、对血流动力学影响小、传染病感染风险低、生存质量较高及治疗费用较低等，已被广大医务人员和肾友所接受。因此，腹膜透析是应对终末期肾病这一重大公共卫生问题的有效策略。

中国是全球腹膜透析治疗人数最多的国家，截至 2021 年年底，来自国家卫生健康委员会全国血液净化病例信息登记系统（Chinese National Renal Data System, CNRDS）的数据显示，我国腹膜透析总人数已达 126 372 人，且每年以 12%～15% 的速度增长。居家腹膜透析以其安全有效、支持远程数据管理、非聚集性、居家便利、心脑血管疾病并发症少和利于回归社会等优势，成为终末期肾病替代治疗的首选。

腹膜透析肾友需要长期进行居家透析治疗，日复一日，年复一年，如何以良好的心态积极应对透析持久战，做自己身体的照护者和管理者，延缓并发症的发生，最终提高生命的质量，亟需医护人员专业而通俗的健康教育指导，在充分尊重肾友的基础上提供更人性化的医疗服务，帮助肾友提升居家透析自我管理能力，展现医护人员仁心仁术。"居家透析知识丛书"正是基于"以患者为中心"的理念而诞生的科普读物。

"居家透析知识丛书"一共有五册，分别是《我选择居家透析》《居家透析知识储备》《居家透析我做主》《居家透析那些事》《居家透析笑对生活》。这套丛书以一个有着三年居家腹膜透析经验的肾友视角，部分采用问答的形式，运用通俗易懂的语言，图文并茂，生动地讲述肾病来由、透析经历和身边肾友发生的故事。每册书中围绕居家透析主题，对专业的慢性肾脏病知识、透析治疗手段、自我管理方法进行了科学的解读，希望可以帮助终末期肾病肾友做好心理建设，积极面对疾病，逐渐学会与疾病共存，在面临透析抉择时和透析过程中可以从容不迫，建立良好的自我感知，做居家透析的管理者，真正地回归社会。同时，这套丛书可以提高全社会对慢性肾脏病及其防治的知晓度。

这是一套不普通的科普丛书！一来，新冠疫情的冲击改变了民众的工作和生活方式，同样也改变了终末期肾病肾友透析治疗方式的选择，改变了医院透析中心对肾友的随访管理模式，并促使我们酝酿形成了编写一套服务居家透析肾友的科普书的想法。二来，本套丛书编委会成员是苏州大学附属第二医院血液净化专科护士培训基地中长期从事血液净化专科护士培训的护理专家和专科护士。在编写过程中，他们尽最大努力去还原多年的临床诊治护理真实案例，凝结多年的居家腹膜透析培训教育经验，收集众多肾友及其家属的热点关注问题进行内容设计，让读者有更好的阅读体验。

这套丛书内容的整理、撰写和校对得到了医院领导、肾内科同人及出版社的大力支持与专业指导，部分慢性肾脏病肾友也给了我们很多好的意见和建议，在此向持续关注腹膜透析领域、关爱慢性肾脏病肾友的各界人士表示衷心的感谢。

谭丽萍

苏州市护理学会副理事长

苏州大学附属第二医院（核工业总医院）护理部主任

2023 年 10 月

前言 Foreword

>>>

腹膜透析（peritoneal dialysis，PD）是利用腹膜这一半透膜作为滤过膜，通过腹膜毛细血管内血液和腹腔内透析液进行水和溶质的交换，达到清除多余水分和代谢废物的目的，是终末期肾病患者替代治疗重要的部分。

腹膜透析相关的并发症及处理是腹膜透析技术成败的重要因素，其中包括感染性相关并发症。腹膜透析相关性腹膜炎是腹膜透析重要的感染性相关并发症之一，如果不能很好地控制，最终会引起腹膜透析失败，另外还有导管出口及隧道感染等。而非感染性相关并发症包括：腹痛、导管功能不良、腹膜透析渗漏、血性腹透液、腹疝、容量超负荷、糖脂代谢紊乱、营养不良、心血管系统并发症、超滤衰竭、腹膜硬化等。

居家腹膜透析是一个长期治疗的过程，要求肾友本人或者其照顾者具备较强的学习能力、操作能力和自我管理能力。因此，临床医师和腹膜透析专职护士应对其进行积极的、全面的健康指导，使其了解各种导管相关并发症的临床表现和处理，做身体健康的自我管理者，帮助其早知道、早发现，并对高危因素采取有效的预防措施，从而大大减少各种并发症的发生，有助于提高居家腹膜透析肾友的生活质量和远期预后。本书以通俗易懂的语言对腹膜透析导管相关并发症的病因、症状、治疗和预防进行讲述，希望为广大的居家腹膜透析肾友提供帮助，满足他们对居家透析方面基础知识的需求。

本书全体编写人员倾注心血，认真地进行内容撰写、整理、审核，但因为水平有限，在内容上难免有偏颇之处，还请读者批评指正、予以谅解。

陈斯霞

2023 年 10 月

目
>>> 录 Contents

一

透析中遇到的"不舒服"

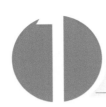

痛——腹痛及原因

腹痛之主动脉夹层

最近肾友陶大哥总是愁云满面，一问才知，原来他最近经常觉得小腹特别痛，整个人都不舒坦了。记得之前住院复查时，隔壁床的高伯伯得了腹膜炎，腹透液特别浑浊，还有剧烈腹痛、发热。我吓了一大跳，赶紧问陶大哥，他是不是腹膜发炎了？放出来的腹透液是否清澈？他说，肯定不是腹膜炎，因为自己准备的腹透盆中放了一张报纸，每次放出来的腹透液都是清澈的。平素他也很注重自己的饮食卫生，不敢吃隔夜菜和生冷刺激的食物，就怕肠道感染发生腹膜炎。而且他每日都会解大便，也没有便秘的情况发生。最近天气渐冷，我问他是不是因为腹透液太凉、进液速度太快了，导致入液刺激腹膜引起腹痛了？结果他说也不是。那会不会是因为透析管在腹腔的位置太低了，在进液和引流结束时会感到小腹部至会阴部疼痛呢？我记得当初置管后开始透析时，也会有小腹部疼痛的感觉，但是慢慢这种感觉就消失了。按理来说，陶大哥是一位透析龄近10年的"老人"了，应该不会有这种情况。我劝他尽早去医院检查，后来在家人的陪伴下，陶大哥去医院检查了，医院诊断是主动脉夹层，这个疾病是十分凶险且易致命的，医生说幸亏来得及时，否则后果不堪设想。

什么是主动脉夹层呢？为何其让医生都谈之色变呢？后来我去查询了一下资料，得知主动脉夹层是一种非常凶险的、致死率非常高的疾病，被称为"定时炸弹"。主动脉是连接心脏的大血管，负责将心脏中的血液输送到全身器官，它是人体最粗大的血管，重要性不言而喻。正常的主动脉由3层结构组成，包括内膜、中膜和外膜，3层结构紧密贴合。主动脉夹层是指由高血压、情绪激动或主动脉本身病变，使内膜突然破了一个小洞，高速的血流通过主动脉内膜的小洞，冲击内膜和外膜之间的夹层，将两层膜撕开。本来在管腔中流动的血液冲到内膜和外膜之间，而外膜非常薄，容易破裂，一旦破裂会造成猝死。

主动脉夹层最常见的症状是突发剧烈疼痛，也是最早发生的症状。就像陶大哥的情况一样，他最初就是发生了肚子疼。夹层有可能本身位于腹部，也可能第一破口位于腹部腹主动脉，或者第一破口位于胸主动脉。但是由于夹层持续向下撕裂，放射至腹主动脉，引起撕裂痛进而导致肚子疼。一种可能的情况就是，内膜片的撕裂导致了重要脏器的缺血，比如肠道，肠道缺血就会引起肠绞痛，肠子位于腹部，所以会肚子疼；还有一种情况就是肾区疼痛，肾脏由于缺血，可能会引起肾梗死、肾栓塞，这些都会引起相应的腹部或者腰部的疼痛，这就是主动脉夹层发生肚子疼的原因。

主动脉夹层是个"定时炸弹"，那我们如何避免其发生呢？前两天老陶术后，我准备去医院看望他，可是他现在还在重症监护室治疗，不方便探视。腹透卫士劝我们不要因为主动脉夹层而感到焦虑，她说："主动脉夹层是可以预防的。高血压是很重要的一个危险因素，有80%以上的远端夹层和部分近端夹层患者有高血压。平时应积极控制血压，合理应用降压药物，保持良好的药物依从性，稳定控制收缩压在 $100\sim120\,mmHg$。"如果存在动脉粥样硬化、主动脉夹层家族史，或者合并有血管病变的人群，应半年进行一次相关检查，做到早预防、早发现、早治疗。所以我们也不要过于焦虑和惊慌啊！

腹痛之排气不当

记得三年前刚开始做腹透时，我也有过腹痛的情况，还发生了个"小插曲"。在术后休养了一段时间之后，我回归工作了，白天上班，早晨出门前手工换液一次，中午利用休息时间换液一次。有一天中午，我去汽车里换了一袋腹透液后，没过多久突然觉得上腹部疼痛，逐渐加重迁延至肩膀酸痛，疼得我直冒汗，当时赶紧上网查了，说是上腹部疼痛迁延至心前区、肩膀和后背，要警惕急性心肌梗死。心想"完了"，正好前两天我熬夜加班，不会是心肌梗死吧？我也不敢耽搁了，赶紧跟部门领导请了假，请同事陪我一起去医院检查，忍着疼痛叫了出租车到了医院急诊。同事租了一个轮椅，给我挂了急诊号，急诊内科的医生看我疼得"面目狰狞"的样子，立即帮我做了心电图检查。报告出来之后，医生安慰我说："别紧张，心电图没有问题，不考虑心肌梗死的情况，先做检查看看有没有其他方面的问题。"他询问我的饮食、有没有腹泻和便秘的情况，然后摸了摸我的肚子，给我开了抽血、小便、腹透液化验的检验单，还让我做了 B 超和 X 线检查等。不知道是心理作用还是其他原因，听医生说完不是心肌梗死，我觉得疼痛好了很多，只是觉得上腹部和肩背部隐隐作痛。做完了所有检查，医生看了我的检查报告，告诉我说："给你排查下来，不是腹膜炎，也不是胆囊炎和胰腺炎，更不是肠梗阻。看片子上有游离气体，但是你的腹部是软的，不像是消化道穿孔，我建议你还是转诊到腹透门诊看一下吧。"

看我这脑子，怎么没有想到求助我的腹透卫士呢？到了腹透中心，只见医生看了看我的片子和检查报告，又摸了摸我的肚子，微笑着对我说："是不是今天做腹透操作着急了，忘记排气了啊，这个看起来应该是操作的时候气体连同腹透液一起灌进腹腔里了。"我回想了一下，恍然大悟，应该是我着急做腹透操作，而停车场的光线比较差，忘记排空气了。我的腹透卫士跟我说："不要太担心，一般情况下，进液管子里的气体不多，可能会导致一过性的腹部、腰部和肩背面的疼痛不适，过 1～2 天就会没事的。所以平时进行腹透操作的时候，不要太着急了，要仔细些哦。排气的目的是检查管路的密闭性，预防因管路质量问题导致腹膜炎，所以我们教大家记住排气时数 5 秒，排尽空气再进液，要记住啦。"我长舒了一口气，笑着对医生说："吓死我了，我还以为这次是心肌梗死，小命要不保了，以后可得仔细点了。"果然，第二天我疼痛不适的感觉都消失不见了。

所以，如果大家是手工腹透操作的，在腹透换液过程中，一定要仔细，不要忘记排气哦。自从这件虚惊一场的腹痛事件发生后，我吸取了几个教训。首先，腹透操作是保证透析治疗的关键，所以容不得半点马虎，切勿毛手毛脚，粗心大意。其次，做腹透操作时，须在一个光线充足、明亮的地方进行。如果出现与腹透相关的特殊状况时，一定要及时联系腹透中心的医护人员，听从他们的专业意见，避免走弯路。遇到问题时，我们不可全信网上的信息，不可盲目进行"自我诊断"。

腹痛之心肌梗死

最近糖尿病、肾病肾友老张又到医院定期复查，结果除了血糖有点高，其他常规指标均稳定。临走时，他顺嘴提了一句，"今天时不时感觉肚子疼，偶尔也觉得肩膀疼和心脏不舒服"，这引起了医生的警觉，立即给他开了心电图检查单让他去检查，而他着急去接孙子放学，出了诊室嘴里嘟囔着"不用查，疼得不厉害，没事儿"，就小跑着匆匆走了。当天夜里，救护车呼啸而至，拉来的不是别人，正是肾友老张。

医生给老张做完检查，开了住院证明，说需要立即手术治疗。面对"脸色苍白、心口疼痛难忍"的老张和一脸焦急的家属，医生耐心解释道："碰巧过节，您可没少吃零食，尤其是您最爱的糖果。最近您的血糖经常过高，您的身体好比天天泡在糖罐里。其实糖代谢和脂代谢这两者有一定联系，在高糖的影响下，脂质不能正常分解导致胆固醇大量沉积，进而开始诱发动脉硬化，血管壁上会有一层黄色的粥样沉着物，要是血管被堵严实了，可就出大麻烦了。这不，现在引起了心肌梗死，得立即住院，准备手术治疗。"

"心肌梗死"这个词可以简单明了地让人们明白这一事件的潜在威胁，我们也经常在电视或者其他新闻媒体上看到这样的词语。它的危害在于，由于给心肌供血的冠状动脉出现梗死，血流中断，导致心肌细胞损伤和死亡，这实在是太凶险了。

听说了老张的事情，我特地去搜索了一下资料，了解到原来患有慢性肾脏病的人是心血管疾病的高发人群。心脏与肾脏就好比是一对"难兄难弟"，心肾是一家，它们之间存在有形和无形的联络，有形的联络是血液循环系统，无形的联络是肾脏产生的肾素等激素会对心率和血压等产生调节作用。具体情况如何，且听我继续聊一聊。

慢性肾脏病的并发症有很多，而心血管疾病的"杀伤力"为何能排在榜首呢？

其实，医务人员中有句行话叫"肾病患者常常不死于肾脏病，而往往死于心血管病"。这是为什么呢？作为透析肾友中的一员，我不想危言耸听，也不想吓唬大家。但是我觉得，对于一种疾病，我们只有了解它的发生因素，去积极地预防它，才是最重要的。

首先，肾病发展到尿毒症时可以通过腹透、血透和肾移植等替代治疗来延长生命，但在肾病的发展过程中，因为肾脏与心脏千丝万缕的关系，肾病悄悄地影响心脏发生病变。最近发生的一起令人悲痛的事情为：肾友老李因肾衰竭住院，他告诉医生只有一点呼吸困难，其他没有什么不舒服，医生常规进行心电图和心肌梗死标志物检查，发现老李已经出现大面积心肌梗死（心脏的血管已经堵住），紧急送往心内科进行手术治疗。手术后心脏血管虽然已经畅通，但是心脏肌肉已经死亡不可以恢复。很可惜，最后老李还是没能被抢救过来。

我们经常会从新闻里看到，一些年纪轻轻的人因突发心脏病死亡的事件，而终末期肾病接受透析的肾友因心血管疾病死亡的风险比一般人群高20～30倍。然而，这样高的心血管疾病风险并不局限于透析的肾友；肾功能受损和严重蛋白尿也会增加2～4倍的心血管疾病风险，比如肾病综合征。肾脏病除了可以导致心肌梗死之外，常见的还有心力衰竭。总而言之，肾友须定期检查心脏，关注自己心脏健康。

记得上个月住院复查时，我隔壁的赵爷爷半夜突发腹痛。"护士，我肚子很疼，又胀，喘不过气来……"值班护士听到呼叫后，迅速赶到病房。此时，赵爷爷已经疼得满头大汗，血压降为 88/60 mmHg，值班医生冯主任觉得不对劲，怎么血压下降如此之快？考虑到是不是心脏出问题，冯主任连忙为其做心电图检查。果然，心电图波形提示急性心肌梗死。给予相应的治疗以后，冯主任还请了专业的心内科医师会诊，准备进行急诊手术。"我的父亲只是肚子痛，怎么会是心肌梗死？之前在别的医院做检查也没发现这个问题，白天的各项检查也没有问题，你们医生就会吓唬我们。"电话那头，赵爷爷的儿子不相信他父亲会突发急性心肌梗死，不同意手术。"冯主任，我没有三高呀，怎么就心肌梗死了呢？能不能等我儿子从外地回来再手术？"赵爷爷也不相信自己好端端地怎么会突发心肌梗死。

急性心肌梗死抢救的"黄金时间"为 2 小时，心肌缺血时间长了会坏死，治疗时间越短越好，治愈率也会大大提高。为打消赵爷爷和儿子的疑虑，冯主任耐心解释了赵爷爷的病情，再次做了心电图检查和抽血化验，依然提示心肌梗死，他们终于同意了手术。介入导管室已提前准备好，半个小时后，冠脉支架植入术顺利完成，及时开通了闭塞的血管，将赵爷爷从死亡线上拉回。真的不得不感悟：时间就是生命，晚一秒救治，就多一分危险。

哪些情况需要我们警惕心肌梗死呢？当你碰到以下三种情况时，就得关注和警惕了。

（1）当肾友发生呼吸困难、憋喘、不能平躺，往往提示心力衰竭，这是我之前住在肾内科病房时所见，也是肾友最常发生的心脏病，需要紧急利尿或者透析。

（2）当肾友感觉到心慌、心悸时，提示心律失常，这是因为慢性肾脏病电解质紊乱而引起心律失常，特别是在高血钾时，常可发生严重室性心律失常而造成死亡。所以，当肾友发生上述症状时，应及时到附近医院查心电图和电解质。

（3）当肾友出现心口疼痛难忍时，特别是犹如心口被一块大石头压着一样疼痛时，往往提示特别危重的情况——心肌梗死，须及时打"120"电话紧急前往医院就诊，排除心肌梗死性心脏病。当然，就像老张这样，起初是腹痛症状，各种表现不太明显的情况，也得警惕起来。

简单来说，心、肾疾病"相伴相生"，一是因为它们有许多共同的致病机制和危险因素，如高血压、糖尿病、高血脂、肥胖等，就像老张，春节期间过节没少吃零食，尤其是最爱的糖果，导致血糖总是居高不下。二是因为心、肾疾病之间相互影响、互为因果。所以，"保护肾脏，拯救心脏"这个意识需要深深植入到我们每个肾友心中，注意定期进行心电图和心脏超声检查，有异常须及时到正规医院就诊，别因一时疏忽"毁了肾，伤了心"。

腹痛之腹膜炎

通过上次的"乌龙"腹痛事件，我知道了腹透过程中出现的腹痛，尤其是持续性腹痛，第一时间需要排除腹膜炎的可能。因为高达 70% 的腹膜炎会发生腹痛，也是我们肾友发生腹痛的主要原因。

记得我手术置管的时候，住在同病房的王叔叔就不幸得了腹膜炎。他刚住进来的两三天里，因为腹部疼痛，辗转反侧，夜不能寐，而且伴随恶心、呕吐和腹泻，整个人痛苦不堪。我看到他的情况，甚至一度对以后的腹透人生也产生了恐惧。后来从王叔叔的口中得知，他已经是居家腹透治疗了7年之久的"老人"了。这些年里他一直维持身体的各项指标稳定，腹透操作也是按照规范去进行的，比如戴口罩和洗手，从不忘记和懈怠。他分析了这次突发腹膜炎的原因，是自己骑车摔跤之后导致手部受伤，进而在一次腹透换液操作时发生了意外。在折断腹透液绿色易折杆时，因手不能用力，他没有寻求家人的帮助，而是用牙齿去咬。在腹透液进液一半时，他发现腹透液折杆处漏液了。因为已经到了晚上，自己存在侥幸心理，觉得偶尔一次应该没事，不用去医院。结果到了半夜里，在腹痛中醒来，腹透液放出来之后，一看吓一跳，颜色就像淘米水似的。想起腹透卫士经常唠叨的"一旦腹透液浑浊应尽快就诊"的嘱托，王叔叔顾不上时间已是半夜，赶紧拎起腹透液，在家人的陪同下赶往医院急诊。最后在急诊查腹透液常规检查提示：白细胞9 000多，90%以上是多核细胞，再加上腹透液浑浊和腹痛，确诊了腹透相关性腹膜炎，这时的王叔叔是后悔莫及啊。

记得在学习课堂上，王叔叔还因此当了一回反面教材，他劝告我，腹透相关操作是容不得半点马虎的，千万不能有侥幸心理。腹透卫士还针对王叔叔的腹膜炎去仔细询问他，发现他在手部受伤时，存在洗手不规范、房间未消毒、碘伏帽未旋紧等问题。王叔叔的妻子也是百般心疼，说王叔叔手受伤之后不愿意麻烦家人，觉得自己腹透这么多年了，简单的腹透操作没有问题的，结果酿成大错，多花钱不说，人还遭了这么大罪。

从开始学习腹透操作起，像很多肾友一样，我也惧怕腹膜炎，警惕操作过程中的每一步，三年后回望，还是要感谢自己一直坚持标准操作，不断学习。什么是腹膜炎呢？顾名思义就是各种原因导致腹透肾友腹腔发生了感染。腹膜炎的主要症状有：腹透液浑浊，腹痛，可伴有发热或者恶心、呕吐、腹泻、超滤量下降等。因为腹膜炎的危害大，所以相信在学习腹透操作初期，大家就知道了它的危害，不希望自己去经历它。腹膜炎发作，除了造成身体上的痛苦，还会对腹膜产生不好的影响，导致超滤量下降、清除废物和水分的能力下降，多次腹膜炎还会导致腹膜硬化，最后不得不终止腹透治疗。据了解，不是每次腹膜炎都能幸运地治疗成功的，而且一般腹膜炎治疗差不多需要两周或者三周，需要较多的治疗费用。所以说腹膜炎治疗真是费时费钱，大家一定得好好预防才行。

那么预防腹膜炎呢？从王叔叔的经历来看，我深刻体会到无菌操作观念的重要性，更不能因长期透析忽视腹透操作过程及不规范操作。根据腹透卫士宣教的内容，我了解到腹膜炎感染的细菌种类来源分为内源性、外源性，所以预防得从内源性和外源性两方面入手。

内源性因素即是跟我们自身相关的因素，比如洁牙、拔牙、行胃肠镜检查或者妇科检查等有创操作时，一定要告知医师我们正在进行腹透的状况，便于医师及时做好防备，防止医源性操作造成腹膜炎，还有如出现胃炎、胆囊炎、急性胃肠炎、胰腺炎、便秘、腹泻等自身状况问题时，我们一定要及时去医院就诊，避免疾病感染因素导致腹膜炎的发生；另外如贫血、营养不良、低钾、自身免疫力低下的时候，也有可能被腹膜炎"盯上"，所以在日常生活中要关注自身状况，定期到门诊复查，及时按照医师和腹透卫士的健康指导进行用药和营养调整。

外源性因素就是外界的感染因素。外界因素包括换液环境、物品准备、洗手、戴口罩、自身卫生状况、腹透管出口情况等。换液环境要相对独立，需要有空间来摆放物品以及悬挂腹透液，所以一定要特别注意换液环境保持卫生！相信在学习腹透操作时，腹透卫士再三叮嘱过，换液时要暂时关闭门窗和风扇、空调，避免灰尘飞扬。还要关注的是，操作的台面应用乙醇湿巾擦拭干净，保证光线充足和视野清晰，不要让宠物进入操作的房间，每天早晚用紫外线灯消毒操作的房间。关于物品准备，首先是腹透液的质量安全，在每次透析换液前，我们要注意检查腹透液质量。检查腹透液有无过期、变质和破损漏液的情况，如果有异常，坚决不能使用。平时我在家保存腹透液的原则就是现配现用，每次腹透液配送到家时，先确认有效期和腹透液品种。另外，腹透液加热也要按照规范操作，需要用干加热法，也就是用恒温包或者恒温箱加热，不能湿加热。之前我听说有肾友居然把腹透液放在热水里泡和锅里蒸煮，大家千万别干这种傻事啊！腹透液的温度尽量控制在 37 ℃，接近人体的温度，过热和过凉的腹透液对腹膜都是不好的，就像我们喝水的时候总喜欢温水的道理一样。之前有个东北的肾友跟我开玩笑说，腹透液千万别放在室外，因为结冰之后太难加热了，还会冻坏。所以建议大家还是把腹透液放在室内吧，像我所在的城市，一到梅雨季节地面特别容易受潮，所以腹透液存放要注意防潮，腹透液存放地点受潮、受寒、受热都不行。

洗手、戴口罩，相信大家都明白这两者的重要性，但是我们反思一下，在每次换液前都做到位了吗？为防止感染，在每次换液前一定要洗手。这一点极其重要！听说手污染后可检出上百种菌株，规范的洗手能显著降低手上的带菌量，预防腹膜炎的发生。戴口罩也同样重要，新冠疫情期间一直提倡出门戴口罩，可以有效预防飞沫传播。听我的腹透卫士说过，疫情期间大家规范戴口罩并且每天更换，肾友们的腹膜炎发生率都下降了呢，看来戴口罩的好处还真不少。除了常规的认真洗手并戴口罩、勤剪指甲，肾友们同时要注意自身卫生和清洁，如果皮肤干燥，适当涂抹润肤露，避免较多皮屑掉落，这对于预防感染也非常重要。在冬天，我感觉自己皮屑脱落特别严重，所以爱人会给我买润肤露，沐浴后涂抹使用，脱屑症状明显好多了。

腹透管出口护理情况也关系腹膜炎的发生，因为一旦出口被细菌感染了，迁延不愈，进展为隧道感染，就好比腹腔中腹透管周围被细菌包围住了，就会导致腹膜炎的发生，最后只能拔除腹透管。那腹透这条"生命线"可就断了呀！所以，平时除了居家规范换药，还得关注碘伏液、无菌敷料、棉签和生理盐水的质量和有效期哦。我习惯每样无菌物品开封之后，用签字笔写下日期，到期后及时扔掉。如果居家透析过程中发现腹透管出口异常，尽早求助专业的腹透医护人员，防止延误病情导致腹膜炎。

其他有关外源性因素就是腹透操作相关的细节，要提醒大家的是，碘伏帽可以准备2个，以备封管时出现碘伏帽脱落，手忙脚乱中寻找新碘伏帽时污染透析短管。建议每次腹透换液时，腹透管接头离衣服稍微远一些，防止触碰到衣服造成污染。断开的腹透管接头须开口朝下，连接时注意对准，避免接触其他部位造成污染。放液等待过程中避免接打电话或者手碰触其他物品，平时注意观察腹透管的完整性，有无破损、漏液，钛接头处有无松脱、扭曲等，如果有意外状况发生，第一时间联系您当地的医护人员，避免外界细菌侵入腹透管，造成腹膜炎。

腹膜炎的预防是我们肾友每日必做的功课，即使有多年透龄也不能疏忽，小细节也可能造成大失误。如果发生腹痛，第一时间须排查腹透液是否浑浊，有无腹膜炎。肾友们，一定要秉持对自己身体负责、对生命负责的态度，记住无菌操作的原则哦。

腹痛之物理因素

如发生腹痛，能尽早排除腹膜炎，则腹痛的发生可能与腹透液 pH 过低、腹透液温度过高或过低、大网膜吸附到导管上、注入腹透液时腹内压增高等因素有关。

例如，入液压力导致的腹痛，通常发生在使用直管的患者中，使用卷曲型腹透管时较少发生。或者在置管初期，刚刚手术后，体型较瘦弱的肾友可能会觉得入液刺激膀胱和直肠，感觉疼痛不适，有些人甚至还会感觉尿急和有便意。在置管初期，每次进液时我都感觉不适，后来我的腹透卫士告诉我减轻腹痛的方法：减慢进液的速度，即开关旋小一些，悬挂腹透液的输液架高度放低一些；初期小剂量腹透液留腹，渐进式增加留腹量，同时早期下床活动，慢慢适应腹腔中有水的状态。身边还有些肾友会感觉最后末袋不能放空腹腔，一放空就腹痛，可以尝试不完全引流，增加留滞腹腔的透析液量；还可以采用夜间潮式腹膜透析，同时，腹透液温度控制在 37 ℃左右，避免过冷过热；如果术后持续腹痛，大网膜吸附到导管上，查明原因后只能通过手术改善。

关于腹痛，除了适当的预防措施外，以下两点也不容忽视：其一，腹痛是身体出现问题的一个信号，可能由多种原因引起，如腹膜炎、胃肠炎等，大家一定要引起重视，积极寻找病因。在原因不明的情况下，肾友们应当首先保留浑浊透出液，带到医院进行检查，首先排除腹膜炎，然后再对症治疗。其二，发生腹痛后，一定要及时治疗，避免延迟就医导致病情加重。

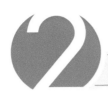

痒——皮肤瘙痒、不安腿综合征

最近天气渐冷，肾友群里有人在问："为什么经常四肢和背部会出现难以忍受的瘙痒呢？有同样症状的肾友吗？"

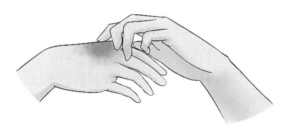

皮肤瘙痒

我之前也有过这种皮肤的难言之"痒"，有时候半夜被痒醒，自己又忍不住要去抓，皮肤上布满了挠痒之后留下的抓痕。一开始我以为是自己的个人卫生问题，以为是我没有天天洗澡，所以才导致皮肤出现瘙痒症状。于是我每天洗热水澡，结果导致皮肤干燥，脱屑变多，尤其脱衣服时一片片"雪花"飞落，心里更加备受煎熬。过了一段时间，爱人发现了我衣服上的斑斑血迹，赶紧劝我趁早去医院咨询医生，解决皮肤瘙痒问题，于是她陪我去了腹透中心就诊，咨询了专业的医护人员。

这次我总算了解到为什么尿毒症肾友们会出现如此严重的皮肤瘙痒症状。原因有点复杂，但是可以从常见的几点原因进行分析，主要分为两大类：尿毒症因素（主要与自身疾病有关）和非尿毒症因素（皮肤干燥、高血糖等）。多数透析肾友血磷是明显增高的，而高血磷和高血钙与尿毒症瘙痒的发生直接相关，并且血磷水平越高，尿毒症皮肤瘙痒的发生概率就越高。高磷又会刺激甲状旁腺激素水平升高，导致肥大细胞增生，引起组胺释放增加，促进钙盐、镁盐等在皮肤沉积，所以，我们一定要特别重视高血磷和高血钙的防治，避免因为高磷、高钙而发生皮肤瘙痒。

回想自己皮肤瘙痒的那阵子，晚上在公司加班，来不及回家吃饭，就手机上点外卖吃，可能饮食方面没有好好管控，降磷的药物也没有按照医生的交代按时服用，所以门诊化验血指标显示血磷达到了 2.1 mmol/L 的高度。化验结果的事实摆在眼前，看来导致我皮肤瘙痒的"元凶"很可能就是它——磷！于是，我听从腹透中心医生的建议，每天餐中配合服用降磷药物，洗澡后涂抹润肤乳，勤换内衣、床单，少用刺激性物品等，比如沐浴时不使用香皂、不穿化纤制品的衣服等，慢慢地，皮肤瘙痒症状真的缓解了。一个月之后复查时，血磷已经下降至正常范围了。正所谓"吃一堑，长一智"嘛，后来我就把降磷药物放在了随身小药盒里，外出就餐或者上班午餐时也不会忘记服用了。

其实皮肤瘙痒一直是困扰我们透析肾友的一个大问题，尤其是透龄越长的肾友越容易出现皮肤瘙痒的症状，常常严重影响到我们的正常工作和生活，我们需要正视它，积极地去预防它。那么皮肤瘙痒应该如何应对和预防呢？我咨询了医生，由于它的发生机制比较复杂，且尚未完全明了，所以临床治疗效果不是十分理想。

就目前而言，可选的方法包括以下几个方面。例如，积极纠正钙磷代谢紊乱、改善炎症状态，规律透析、定期评估腹透充分性，增加毒素清除，对于有严重继发性甲状旁腺功能亢进的肾友可行甲状旁腺切除术。一些老年肾友或者糖尿病肾友特别喜欢洗热水澡，甚至是烫水澡，觉得非常舒服。然而，洗完热水澡后，皮肤会更容易发干、发痒。因为热水的过度刺激会使皮肤屏障受损，油脂分泌减少，加重干燥症状，进而使瘙痒感更加明显。对付瘙痒，我们需要对症止痒，如注意皮肤清洁和保护，多用温水擦身，避免用太热的水洗澡，避免用肥皂过度清洁皮肤，导致皮肤油脂少而干燥；沐浴后涂抹润肤乳或者尿素霜，勤换棉质内衣、床单等。需要提醒的是，如果皮肤干燥和瘙痒非常严重，还是应在医生的指导下进行止痒治疗，必要时使用口服药物或者使用软膏等方法止痒。

提醒各位透析肾友，在面对皮肤瘙痒时，避免剧烈抓挠皮肤，应当改变抓痒的方式。记得之前肾友高伯伯教我一些可以缓解瘙痒症状的方法，如拍打皮肤等。有人会说，实在太痒了，忍不住要抓挠啊！那么在选用正确抓挠皮肤的方法前，应该将指甲剪短或者戴上手套等措施，避免皮肤抓破后引起继发感染。

记得年初，每天晚上睡觉的时候我的腿总是不太舒服，好像有蚂蚁在爬，总要起床走一走才舒服点，导致夜间睡眠质量变差了。跟肾友陶大哥聊天时，他说："这个问题也困扰我好久了，到医院看医生，医生说我得了'不安腿综合征'，你也赶紧去看看吧！"他的提醒让我为之一惊，什么是不安腿综合征啊？对我来说这是个陌生的概念，查阅资料后得知，其实它是一种常见的神经系统感觉运动障碍性疾病，它发生于各年龄阶段人群，女性患病率高于男性，患病率随着年龄增加而增长。这个疾病在普通人群中会发生，但是在我们透析人群中发生率更高，所以我们应该要了解它。

为了尽早解决问题，我去腹透中心咨询了医生，通过医生的耐心讲解，我得知腹透肾友发生不安腿综合征的概率较高，也了解到这个疾病的相关知识。不安腿综合征，又叫"不宁腿综合征"，是一种感觉运动障碍，它的表现主要有：双腿尤其是小腿部出现不适，有瘙痒、酸痛和感觉蚂蚁在爬；处于静息状态（坐或者躺）时症状加重，需要持续活动（如走、伸展、揉搓）来缓解症状，夜间症状更加严重，主要表现为安静或者睡眠时双下肢出现极度的不适感。因而有肾友抱怨，需要不停地活动下肢或者下地行走才能舒缓，但当他返回到休息状态时，症状又会再次出现。这种症状可以严重干扰睡眠，导致入睡非常困难，睡眠中的觉醒次数也比较多，所以很多人因为失眠去医院就诊。

长透析龄、尿量减少、高甲状旁腺激素、高血钙及高血磷是腹透肾友发生不安腿综合征的危险因素。不安腿综合征不会直接对生命造成危害，很多不安腿综合征肾友都有睡眠障碍，进而使得患者白天工作、生活提不起精神，工作效率低下，还可能引发焦虑、抑郁的情绪，严重影响了生活质量。那我们要怎么防治呢？首先，一定要停用可诱发或加重不安腿综合征的食物，如咖啡、饮料，要戒烟、限酒。其次，遵医嘱使用药物，切勿擅自用药。治疗不安腿综合征的主要药物包括多巴胺受体激动剂、多巴胺能制剂、阿片受体激动剂、铁剂和维生素等。听说有的医院神经内科在治疗不安腿综合征领域有新的突破，从非药物手段（如强光治疗、体育锻炼、经颅电与磁刺激）和药物手段（如褪黑素、镇静催眠药）出发，根据每个患者情况制订个体化治疗方案，效果很好。由于透析的特殊性，大家切勿擅自用药，应及时就医，主动告知医生我们透析的状况，并遵医嘱用药。

医生给我开了治疗处方，让我通过药物和生活方式干预。建议我可以考虑进行适当的有氧锻炼缓解不安腿综合征的症状，白天可以通过踮脚、散步、快走、骑自行车等来增加腿部的活动。鉴于我透析的状况，我选择了快走和散步。同时，养成良好的睡眠习惯，每日保证充足的睡眠，睡觉时彻底放松，保持良好的情绪。透析肾友更应该学会自我情绪管理，以及合理安排透析时间，用积极的心态面对疾病。

我的腹透卫士教了我一些缓解腿部不适的方法，大家也可以尝试用以下的方法，来让腿部舒服一些。比如，按摩腿部。取适量按摩精油或乳霜涂抹于腿部；两手掌搓热之后覆盖于小腿，从膝盖开始往脚踝方向滑动；按压小腿肚后方的中央位置，从脚踝开始从下往上按压至膝盖；两手轻轻拍小腿的两侧。还可以睡前温水泡脚，方法是盆里倒入 40 ℃左右的温水，放入双脚浸泡 15 分钟左右，微微出汗最佳。

现在我的不安腿综合征已经好多了，基本没有什么症状了，夜晚睡眠变好了之后，白天工作也变得有精神了。

对于未患有不安腿综合征的腹透肾友来说，想要预防不安腿综合征的发生，在日常生活中还是需要注意以下几点。第一，遵医嘱保证高质量透析，保证透析充分性有利于身体排泄出代谢产物，避免代谢紊乱，千万别自行减少透析液袋数或者缩短腹透液留腹时间。第二，做好日常记录，尤其是尿量，如发现尿量减少并有上述不安腿综合征的症状，要及时到医院就诊，明确是否发生了不安腿综合征。第三，按时随访，定期检查甲状旁腺激素水平、血钙及血磷水平，有利于及时发现异常，降低发生不安腿综合征的风险。第四，增强体质，每日适当锻炼，加强腿部运动，如散步、慢跑、快走等方式，避免久坐或不动。

不安腿综合征虽然不会直接对我们的生命造成威胁，却严重影响了大家的生活质量。希望我的自身经验和总结可以帮助到大家，减少不安腿综合征带来的困扰。

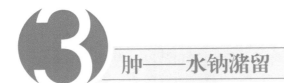

肿——水钠潴留

水对人来说非常重要，没有水人就不能活，但是水过多也是万万不能的，尤其是我们腹透肾友。身体里水多了，就容易浮肿，又称水肿，是指人体组织间隙有过多的液体积聚使组织肿胀。正常情况下，人体血管内的液体不断地从毛细血管小动脉端滤出至组织间隙成为组织液，组织液又不断地从毛细血管小静脉端重吸收入血管内，两者保持动态平衡，因而组织间隙无过多液体积聚。当这种平衡被打破，组织间隙内液体积聚过多，就会产生水肿。

对于我们腹透肾友来说，大多数情况下，水肿其实是体内容量负荷过重的表现，也就是大家常说的体内"水"多了，超过了我们身体能负荷的量。正常人出现容量负荷过重时，可通过血管舒张使后负荷减轻，然而我们的肾脏功能下降了，血管舒张功能就有所下降，无法正常调节血压使之维持正常。而且由于肾功能减退，体内的水分无法经肾脏排出体外，从而导致身体中过多水分潴留，这时候就会出现水肿的症状；另外，我们在每天的透析后，可能会出现营养物质丢失，导致体内电解质紊乱、低蛋白的情况，也可能会使水肿加重。

与肾脏功能不好导致的水肿不一样，"心源性水肿"是由心血管疾病所引起的水肿，是由于有效循环血量不充足，肾血流量减少，肾小球滤过率降低，继发性醛固酮分泌增加，导致水钠潴留；瘀血性肝硬化会导致蛋白质合成减少、胃肠道瘀血导致食欲的下降及消化吸收功能下降，继发低蛋白血症，血浆胶体渗透压下降，从而水肿；同时体循环静脉压增高，毛细血管静水压增高，组织液重吸收减少。简单直白地说，由于心力衰竭的心脏泵血能力减弱，容易导致血液瘀滞在外周的血管里，从而引起水肿。

别问我为啥聊水肿，为啥把肾脏水肿和心血管水肿拿来比较，说起来就是因为我有这方面的教训啊，容我慢慢道来。

"常在河边走，哪有不湿鞋"，我也有失误的时候。说出来，我自己都要懊悔一下了。那次的水肿不是一下子发生的，而是慢慢发生的，代价便是我的 24 小时尿量从原来 1 500 mL 下降至 1 000 mL 左右了。下面就跟大家聊聊这件事情吧。时间回到 2 年前，那时候我置管差不多半年，还算是个"新手"吧。有一天晚上睡觉前洗脚，脱下袜子的时候发现脚肿了，用手指按压下去，有凹陷性小坑，我一称体重，体重涨了 1 kg。心想腹透卫士跟我说体重超过 2 kg 需要打电话告诉她，这不才 1 kg 嘛，应该不要紧。于是，我没有重视，认为有可能是最近饮食偏咸了，只要我控制盐的摄入即可。之后的 1 个月时间里，我因为公司项目比较忙，每天加班，饮食都是吃快餐，也就忘记在日记本记录的事情了。其间小腿和脚背总是有轻微的水肿，直到有一天早晨起床，照镜子才发现眼睛肿起来了，眼都睁不开了。这才意识到称体重，一称，比之前重了 3 kg，又量了下血压，血压也升高了，收缩压达到了 160 mmHg。我赶紧给腹透卫士打了电话，听了她的耐心讲解，我才重视起来，去医院做了系统的评估和检查，提示血肌酐有所上升，残余肾功能也在下降了。之前在我的思维里，只要喝水多就尿多，喝水少就尿少。所以在水肿的情况下，我只是适量控制了一下盐的摄入，并没有控制饮水的量，反而每天多喝了 1 杯水，为的就是多排尿。

常言道，打石看石纹，医病看病根，对症处理方可药到病除。要想更好地消去水肿，最重要的就是弄清楚水肿的原因是什么。于是我再去学习了相关知识，发现在正常情况下，喝水多或出汗少，肾脏产生的尿就多一些；相反的情况下，肾脏产生的尿就会少一些。肾脏就像一个机器，默默无闻地保障着身体内液体平衡。对于透析的我来说，肾脏这个机器"受损"了，就需要我人为地来进行更精准的控制了，为"机器"减少负担。而我不加节制地饮食、饮水，就是给肾脏增加了负担和压力，使得这个"机器"运作更加吃力了，所以导致多余的水分、盐分排不出去，出现了水肿，也叫水钠潴留。

既然找到了水肿的原因，我开始按照医嘱执行了新的腹透方案，同时增加了利尿剂的服用，严格控制水和盐的摄入。"水肿管理三件套"被我

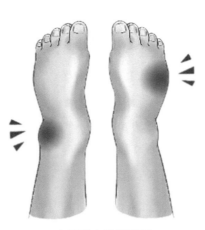

人双脚水肿示意图

用起来了，即盐勺、带刻度的水杯、量杯，每天称体重、测量血压、记尿量和超滤量。在腹透卫士的指导下，我果然在一周内就控制住了水肿，体重下降至以前的正常水平，血压也降下来了，尿量也保持在 1 000 mL 左右，感觉人都轻松了不少。

回想腹透治疗的 3 年间，断断续续发生水肿大概也有 3～5 次，每次都能平安化解，幸亏有腹透卫士的帮助和指导。现在的我腹透 3 年了，尿量每天能达到 800～1 000 mL，所以我特别感恩，不敢懈怠。

要想不发生水肿，还得控制摄入的钠盐。我们所关心的限制盐分，其实就是限制钠的摄入。钠是人体生命活动的基本元素，不可或缺，每天生理需要量为 2～3 g，按 1 g 盐 = 0.4 g 钠换算，世界卫生组织和中国营养学会推荐正常成人每天食盐摄入量在 5～6 g，完全能够满足机体需要。正常人每天进食离不开盐，但如果我们透析肾友，长期摄入过多钠盐，不仅会使身体水肿、血压升高，还会导致心力衰竭，同时增加脑卒中的风险。之前门诊随访的时候，听到肾友询问腹透卫士能不能食用低钠盐，既然要控制盐的摄入，说到底不就是控制钠这个成分吗？我也很关心这个问题，所以认真学习了起来。目前市场上提供的低钠盐含氯化钠为 70%～80%，含氯化钾为 20%～30%，相比普通盐减少了 20%～30% 的氯化钠，不过我们肾友因为少尿不宜经常食用，以避免发生高血钾。

那我平时是怎么控制钠盐摄入量的呢？通过学习，我明白了一个简单的道理：多的盐分就像一块吸水的海绵一样，让水停留在血管里，从而引起水肿、高血压、心力衰竭等。心力衰竭又会加重水肿，所以大家知道我为什么前面跟大家聊到心源性水肿了吧。现在工作日上班期间，每天中午吃单位里的工作餐的时候，我都会倒一碗温水，将菜涮一下再吃，去掉一部分的盐、油脂和其他调料。在家吃饭时，饭菜尽量以清蒸和水煮的方式烹制，让家人先将我的份单独盛出来，用标准的盐勺保证食盐控制在 3 g 以内。我的盐勺是在网上买的，小头盛量是 1 g，大头盛量是 3 g。因为我们需要限盐，如果在家烹饪，建议炒好菜之前先不要放盐。首先将我们每餐需要食用的菜盛出来，然后再将每餐定量的盐撒在菜上，最后对锅里剩下的菜进行正常调味，这样既能达到我们透析肾友的限盐要求，又能兼顾家里其他人的口味。尽量避免放酱油、味精等含钠盐多的调味品，减少食用零食，如薯片、苏打饼干等含钠盐成分的食物。

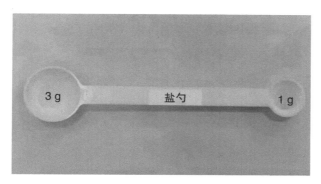

盐勺

那我平时又是如何控制水分的呢？虽然腹膜透析对饮水量的要求不如血液透析那么严格，但是我的原则是"不渴不喝水，渴了少喝水"。对于"限水"，大部分肾友包括我自己以前是存在认识的误区，认为限水就是少喝白开水就行。其实不然，这里说的"水分"包括了粥、汤面、汤、水果、饮料、输液等所有进入身体的液体，因此在日常生活中，一定要有计划地喝水。一般遵循的原则是 500 mL 加上前一天的尿量和超滤量，即每天水的摄入量。一定要量出为入！要做好限水，首先是避免口渴，平时摄入盐分少了，不吃口味重的食物，自然就不容易口渴。其次是用固定的、带刻度的水杯喝水，我一般都是用 400 mL 的水杯，加入一两片柠檬片，每次小口喝水，一天控制在一杯以内。其余含水较多的就是每天一杯牛奶和拳头大小的苹果一个，平时坚决不喝咖啡和其他饮料，也不喝任何汤。

之前我听说，低蛋白血症也是导致水肿的原因之一，当肾脏出现问题后，常见的症状就是蛋白尿，尿液中漏出的蛋白变多导致体内蛋白含量不足，从而导致低蛋白血症。或者受肾脏纤维化病理改变影响，肾脏的肾小球滤过功能和肾小管重吸收功能都发生了障碍，从而使得肾病综合征的患者血浆中蛋白大量丢失，发生水肿。之前在门诊就医时，我就碰见了一位患有肾病综合征的阿姨，2年期间通过腹透，水肿慢慢消失，最后肾功能恢复了，低蛋白血症也纠正了，顺利拔除了腹透导管。

低蛋白血症不仅仅会导致水肿，还会在导致血液中的蛋白减少后，造成血浆胶体渗透压下降，血浆内的水分就会积聚到组织和体腔中，从而导致人体高度水肿，严重者出现胸腔积液、腹水。与此同时，在血浆水分外溢时，血液中的水分容量减少，参加有效循环的血容量就不足。血液中水分减少后，会导致血液黏稠度高，容易形成血栓，导致肾脏局部缺血缺氧，后果很严重的。低蛋白血症并不是一个独立的疾病，而是由我们肾脏功能下降所致负氮平衡的结果。

之前有肾友在交流营养不良时问："既然蛋白漏多了，那我就多吃点蛋白补回来就行了，市面上那么多蛋白粉，随便买一个就好了"。这样的想法真不可取啊！虽然市面上的蛋白粉种类繁多，但其蛋白含量高，长期大量摄入会造成蛋白质摄入过量，加重肾脏负担。而且，市面上的蛋白粉钾、磷含量都很高，对于高磷的肾友极其不友好。

那低蛋白血症合并水肿的肾友如何改善症状呢？第一，饮食疗法。进行透析的肾友每日蛋白质推荐摄入量为 $1 \sim 1.2$ g/kg，除此之外医生可能会让你再补充 α - 酮酸。如果你的食欲正常，食物可以优质蛋白为主，红肉、白肉、蛋类、奶类、大豆制品等都可以选择。第二，遵医嘱增加营养补充剂。在专业医护人员的指导下增加口服特殊的医学食品，如全营养配方的特殊医学食品、乳清蛋白粉、维生素制剂等。如果你的食欲太差，严重营养不良，通过饮食指导和补充医学制剂后，效果依旧不好，就需要通过更加激进的医学营养支持的办法进行解决了，如住院治疗、进行静脉滴注白蛋白等。所以具体还是要根据自身情况去分析，一旦出现任何不适，肾友们要及时去正规医院进行治疗。

坚持做好一件事不是易事，不知不觉间，"差不多"就变成了"差很多"，多喝水并不能保护残余肾功能，待出现体重和血压明显上升或下降、浑身不适时则悔之晚矣。所谓残余肾功能，其实就是残存的肾脏功能，要想让肾脏继续为我们工作，还得好好保护好它哦。有的肾友抱怨说："一天也就总共三五百毫升的小便，有什么好记录的。"其实不然，残余肾功能还是我们身体里的"净水器"，只要它还能排出尿液，那它就能发挥作用，继续帮助我们排出体内多余的水和毒素，作用还是不小的呢！所以，摄入过多的水分不仅会加重我们那可怜的肾脏的负担，还会加重心脏负荷，从而引起水钠潴留，导致血压升高、水肿加重，甚至急性心力衰竭、肺水肿，如果不及时治疗，甚至会危及生命。

总的来说，只有自律，控制水、盐摄入，我们才能不被水肿所累啊！伙伴们，一起加油，一起坚持吧！

4 闷——容量超负荷

前面一节我们聊了水肿这件事，假如水肿一时半会儿控制不了或者被忽视，它将如何进展呢？

春节前几天，冷空气来袭，下雪了，真是瑞雪兆丰年啊。可是，肾友高伯伯却在朋友圈晒了一张照片，是他躺在病床上，吸着氧气的照片。我打电话询问得知，他因为前阵子忙于操劳儿子的婚事，腹透没有按时做，饮食和饮水也没有控制，所以出现水肿、胸闷，一开始以为自己在家增加一些超滤量，或吃点麝香保心丸会缓解，结果进一步出现胸闷、气短、呼吸困难，半夜或早晨起床时感觉无法深呼吸或者喘不过气来。特别是用力或躺下时，胸口有压迫感，无法深呼吸，只有坐起身才能喘口气。不得不垫高枕头或选择在椅子上睡觉，这样才感觉更舒适些。最后实在撑不下去了，老伴打了"120"急救车将他送到医院，好在治疗得当，目前还在住院治疗、恢复当中。

土壤里因雪融化而增加的水有益于庄稼的生长，若人体内出现了多余的"积水"，会带来什么后果呢？其实人体内也存在大量液体，主要由细胞内液和细胞外液组成。众所周知，肾脏的一个重要功能是排尿，同时也排泄了体内的代谢废物，使得人体体液保持着结构和功能上的均衡状态，就好比人体的"净水器"。当"净水器"出了故障，体内的代谢废物和水就会逐渐积聚，破坏了容量平衡，就可能会出现我们所说的容量超负荷，它是我们腹透肾友比较常见的并发症之一。简单直白地说，就是我们体内的"水"多了，超过了我们身体能负荷的量。容量负荷过重的主要症状就是水肿、胸闷，容量负荷加重后如不注意控制，则会引起心脏增大，心功能逐渐下降，最后发生心力衰竭。

那心力衰竭和容量负荷有关系吗？离我们透析肾友远吗？我也是一知半解，为了弄明白，我去咨询了腹透中心的医生。

发生容量超负荷的原因有哪些呢？其实，除了残余肾功能的逐渐下降、腹膜的通透性增加、液体重吸收率升高、超滤减少这一系列身体的变化之外，透析治疗中出现的透析不充分、营养不良、低蛋白血症及液体摄入过多等也对发生容量超负荷起到了推波助澜的作用。

之前因为我自己曾经发生过几次水肿的事件，所以对容量超负荷的情况感同身受，想想也是后怕。我特别能理解肾友水肿、胸闷时的难受，我也明白了为什么腹透卫士常常"絮絮叨叨"说一定要控盐控水，为的就是不希望我们发生容量超负荷的并发症。后来通过学习，我了解到有专家指出，容量超负荷已经"俘获"了超过60%的腹透肾友，且超过20%的肾友属于严重超负荷，甚至出现胸腔积液。容量超负荷诱发高血压、左心室肥厚、左心舒张末期直径增加、血管内皮功能紊乱等一系列心血管并发症，所以维持良好的容量平衡刻不容缓。

当容量超负荷出现时，身体会向我们发出哪些信号呢？平时我会关注几点，如有下列情况就会尽早求助我的腹透卫士、对容量平衡进行综合全面的评估。比如短期内体重明显增加、尿量减少、血压升高、腹透超滤减少。另外，还会有眼睑或下肢水肿，严重时会出现活动后气短，尤其夜间睡眠憋醒和不能平卧，而且还会出现短期内尿量减少的表现。

当容量超负荷进一步加重，就会出现胸口重压感或"下沉感"，这也是心力衰竭的早期症状。但是初次出现这种感觉的时候，很多肾友不知如何处置。很多肾友会感到胸口有重物压迫，还有些肾友在深呼吸的时候感觉肺部似乎充满液体。少数肾友感觉胸痛、乏力、虚弱、心悸。衣服、鞋子变得很紧和虚胖是水肿的标志，而水肿是心力衰竭的

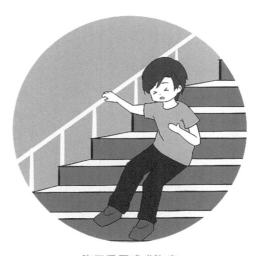

胸口重压感或胸痛

早期症状之一，但是往往难以识别，因为水肿可能会发生在不同的身体部位。腰围突然增大，脸和脖子突然变得又圆又胖，都应警惕心力衰竭。我在腹透门诊随访时，偶尔也会碰到几位"不听话"的肾友，跟腹透卫士狡辩，"鞋袜有点紧了，没关系的""最近营养好，吃胖了""现在看起来有点肿是因为我走路了，睡一觉就好了"。现在看来有点自欺欺人。

那我们又该如何防止容量超负荷带来的胸闷呢？

当发生容量超负荷时，我们可能会出现胸闷、尿量减少、水肿、食欲不振、疲乏无力、咳嗽等症状，而早期的水肿反复发生，如果不引起重视，还会使呼吸功能发生障碍，发生胸闷、气急，进而有损肾友的肺功能，严重者可导致病情恶化，甚至危及生命。不过，如果防治得当，还是可以取得良好的预防效果的。养成良好的饮食并记录的习惯，学会观察水肿，对自己每日摄入的热量、食物种类及重量、饮用的水量、体重和血压等进行详细记录，建立起个人专属的饮食日记，并注意是否有咳嗽、憋气等表现。这样做不仅有利于监控自己的营养状况和容量平衡，在就诊时也能成为医生参考的资料哦！

希望上面的内容可以帮助大家更好地进行容量控制，认真监测自己的身体状况，有异常要及时向医生咨询哦！养成良好的饮食及治疗习惯，杜绝水肿发生，杜绝胸闷，而对于容量超负荷的预防，也应从源头出发控制液体和盐分的摄入，以减少它发生的概率。

5 乏——电解质紊乱引起的不适

　　秋天悄然而至，大家在犯懒拖拉时又多了个借口：春困秋乏。这其中提到的"困"与"乏"其实都是没力气的表现。有一种"乏"确实真真切切地扰乱着肾友们的工作和生活。我身边许多肾友反映，经常过一段时间就会觉得浑身软弱无力，下班回到家就只想瘫在床上，连话都不想说，有时候还会感觉恶心呕吐、食欲不振、腹胀便秘。这种突如其来的乏力与腹透本身到底有没有关系呢？答案是肯定的，因为以上这些症状说明我们被低钾血症给盯上了。

　　接下来，我就来跟大家聊聊低钾血症的那些事儿吧。随着腹透不断地改进，腹透相关性腹膜炎的发生率不断地降低，透析充分性不断地提高，腹透低血钾患者得到人们越来越多的关注。就在前不久，我所在的腹透中心举办了一场抖音直播，医生就科普了血钾的相关知识。我了解到，连续 3 个月内血钾测量的均值低于 3.5 mmol/L，将作为低钾血症的判定依据，有 10%～36% 的腹透肾友患有低钾血症。低钾血症对人体的危害较大，可导致四肢肌肉软弱无力、软瘫、食欲不振、恶心、便秘、腹胀、心悸、心律失常等。严重者可致麻痹性肠梗阻、房室传导阻滞、室性心动过速及心室颤动，甚至呼吸、心跳骤停等。对腹透肾友来说，低钾

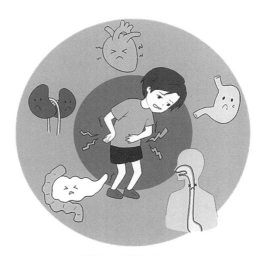

低钾血症引起的不适

血症还会增加营养不良和腹膜炎的发生率，而营养不良和腹膜炎都会严重影响我们的生活质量。

记得以前没有做透析时，身边的肾友总会跟我说，水果和蔬菜要少吃，吃多了会使血钾升高，会死人的。吓得我都不怎么敢吃水果了。现在聊低钾血症，不是说透析的人容易吃多变高钾吗？怎么会得低钾血症呢？别急，别急，我们来聊一聊。

居家腹透过程中发生低钾血症的原因主要有以下两个因素：第一，饮食中钾的摄入减少，继发于血钾摄入不足的低钾血症通常是源于长期的低钾饮食，营养不良进一步加剧了这种情况的发生，尤其是含钾丰富的蔬菜及水果的摄入减少。第二，钾的排出量增多，我们目前用的腹透液中不含钾，所以腹透液在帮助我们排出多余的水分和毒素时，也会把我们体内的钾离子经透析液排出去，这也是导致我们常常血钾低的原因之一。简单总结腹透肾友低钾血症的原因就是一句话：要么吃得不够，要么就是排得过多。

肾友们出现低钾血症时会有哪些不适呢？关于精神方面的：可有表情淡漠、困乏、记忆力和定向力减退等，之前我就是感觉两腿没力气，感觉累，总想躺着。关于肌肉方面的：四肢肌肉发麻、乏力，严重时甚至软瘫。胃肠道的肌肉也可因缺钾而蠕动减慢，轻度缺钾者只有食欲差、腹胀、恶心和便秘；严重缺钾可引起麻痹性肠梗阻，也就是肠道内容物不能正常通过，如同堵车一样水泄不通。关于心脏方面的：可能出现各种心律失常和传导阻滞，心脏的搏动也会过快或者过慢，甚至突然出现心跳骤停，就如同我们开车踩油门加速时又急刹车一般，甚至危及我们的生命。血钾低会增加腹膜炎的风险。我的腹透卫士说过，血钾低于 4.0 mmol/L 时发生腹透相关腹膜炎的概率会明显升高，这是由于低钾血症时肠道菌群过度增殖、钾缺乏又导致胃肠功能紊乱，共同作用导致肠道菌群向腹腔移位。这也就是为什么刚刚开始腹透时，我的腹透卫士经常唠叨："低钾血症会导致便秘和腹膜炎的哦！"

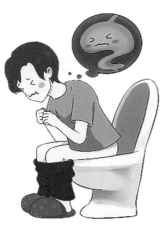

低钾血症导致肠道菌群失衡

因此，合并低钾血症的腹透肾友们，本

着"缺啥补啥"的原则，立即开始补钾吧！首先是口服补钾。①食疗。平时因为害怕高血钾不敢吃的那些高钾食物，这时候可以适当地吃一些了，但是也要兼顾血磷、血糖哦。②药物。常用的口服补钾药包括氯化钾（每500 mL 含钾 6.7 mmol）、枸橼酸钾（每 10 mL 含钾 9.2 mmol）。这些药物的具体用法、用量须听取医护的具体建议。其次，对于腹透的肾友来说，还有一个特有的补钾途径，就是通过腹透液补钾。这种方法尤其适用于那些血钾在 3.0 mmol/L 以下，或者难以经口进食、进药的肾友。一袋 2 000 mL 的腹透液，可以加入氯化钾注射液，需要提醒肾友的是，药物的具体用法、用量须遵医嘱进行，按护理人员要求进行规范操作，避免污染。

那饮食要如何把握，才能轻松预防低钾血症呢？从上述内容可见，低钾血症在很大程度上与我们日常的饮食习惯息息相关，因此，在日常饮食中适当增加钾的摄入，有利于避免低钾血症的发生。

首先，我们需要了解的是，含钾量较高的食物都有哪些？高钾食物包括：新鲜黄绿色蔬菜、水果，如香蕉、桂圆、杧果、鲜枣、柑橘、柿子、杏子以及猕猴桃、沙棘等都富含大量的维生素和人体必需的微量元素；玉米、韭菜、黄豆芽、莴苣、鲤鱼、鲢鱼、黄鳝、瘦猪肉、羊肉、牛肉、猪肾、鲜枣、香蕉等，每 100 g 的含钾量在 270～500 mg 之间；山芋、马铃薯、笋、菠菜、木耳、火腿、猪肉松、鳗鱼等，每 100 g 的含钾量在 500 mg 以上；各类豆类、豆腐皮、莲子、花生、蘑菇、紫菜、海带、榨菜等，每 100 g 的含钾量在 1 000 mg 以上。

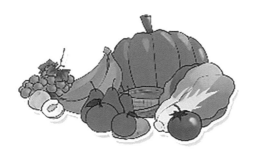

部分可补钾的食物

低钾血症的肾友在饮食补钾的同时，需要特别注意的是，透析患者易出现高磷血症、贫血等并发症，因此，高钾饮食的同时还须注意选择低磷、富含叶酸和铁的食物。大家可能会疑惑，这么多食物种类，怎么记得食物的营养成分呢？大家可以咨询专业的腹透医护人员和营养师，借助医院推荐的食谱书籍、宣传册或者营养方面的APP、小程序来得到食物营养成分的信息。总之，对低钾血症的肾友来说，饮食以清淡为主，保证蛋白质和矿物元素的摄入，多食用蔬菜、水果，使营养达到全面均衡，并及时复诊，听取专业医护人员的建议，科学补钾。

聊了低钾血症，我们再聊聊贫血吧。为什么聊贫血呢，因为贫血也会导致我们感觉到身体乏力。肾脏功能下降之后，肾脏在造血上的间接作用也随之下降了，加上毒素的蓄积，导致恶心、呕吐、食欲下降，进食少了自然就会贫血。贫血在腹透肾友中发病率很高，而且会随着病程的发展而升高，我在透析前两年里一直有轻微的贫血，目前也是靠药物治疗贫血。相信很多肾友跟我一样，在贫血后常常会觉得头发干燥、脸色暗淡、口唇发白，还有失眠多梦、疲倦、乏力，活动后常感到心慌、气短，更甚者有头晕、目眩、耳鸣、注意力不集中等症状。因为贫血时血液携氧的能力减弱，可使全身各系统器官的功能受到不同程度的危害，甚至导致脑卒中等心脑血管疾病的发生，所以我们要遵医嘱治疗贫血哦。

要知道自己有没有贫血，可以关注自己的化验指标，最关键的便是促红细胞生成素（EPO）。它是一种糖蛋白激素，人在出生后约90%的EPO在肾脏产生，人体内不会储存大量的EPO，所以血清EPO水平变化与血生产速率的变化相关。EPO产生的相对缺乏是肾脏功能衰竭的肾友发生肾性贫血的主要驱动因素。

贫血时体内EPO升高促进红细胞生成，红细胞升高时则EPO分泌减少。临床上已将重组人EPO应用于促进贫血患者的红细胞生成，检测EPO联合血红蛋白水平还可以对医生的用药起到指导作用和作为用药依据。贫血伴随着血红蛋白数量的减少，所以需要增加造血的原材料，如EPO、铁元素、维生素、叶酸等。如有贫血，医生会给我们开立药物处方，如注射贫血针或者口服药物，具体用药剂量和频次，还得医生评估我们的具体情况而定。得益于国家医保政策支持，我们肾友的贫血用药支付比例比较好，所以让我们能负担得起治疗费用。

那我们肾友日常该怎么补血呢？平时要多吃含有维生素和铁的食物，

因为它们是好搭档，维生素 C 可促进铁的吸收。猕猴桃、橙子、柠檬、柚子等水果中都含有大量的维生素 C。另外，瘦肉、菠菜、油菜、大豆、樱桃、红枣中含铁都比较丰富，在日常饮食的选择中可以多加留意。补充叶酸也对改善贫血有好处哦。叶酸也叫维生素 B_9，是一种水溶性维生素，可促进骨髓中幼红细胞成熟。当肾友体内缺乏叶酸时，可引起巨幼红细胞性贫血，通过及时补充叶酸可达到良好的治疗效果。肾友们可在饮食上多加留意，不少绿色蔬菜中都含有丰富的叶酸，如莴苣、菠菜、西蓝花、番茄、胡萝卜等。叶酸含量较多的水果有橘子、草莓、樱桃、柠檬、葡萄等。另外，豆类食物也是叶酸的一大来源，磷控制不错的肾友可以适当增加摄入豆类食物。

通过上面的详谈，大家对自己为什么乏力都有了更新的认识了吧，让我们从点滴做起，从细节出发，在腹透道路上越走越稳。

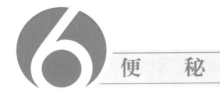

6 便 秘

最近听说开始腹透不久的王女士漂管了，询问得知她这几日超滤减少，出现腹胀、腹透液引流不畅的情况。昨天透析液放进腹腔去后都放不出来了，她不停地变换体位、站立、踮脚等，总之能试的办法都用了，就是不管用，放液很不顺畅。她着急得很，赶紧求助腹透中心，医生让她来医院做了检查，拍了腹部平片，发现腹透管在腹腔中呈"√"形，诊断是腹透管移位、便秘，也就是开头说的"漂管"。腹透卫士给她进行灌肠通便后，进行手法复位，腹透管末端又回到原来的位置，腹透放液也像以往那样顺畅了。

腹透管是我们肾友维系生命的通道，所以腹透管又被称为"生命线"。因为完好的导管可以保证透析液无障碍地持续双向流动，而这是进行有效腹透治疗的前提。导管的"罢工"会导致腹透治疗不能进行，进而影响我们肾友的生命。

"漂管"和便秘有什么关系呢？之前我和肾友聊过导管移位，其实就是漂管，所以这里让我们重点聊聊便秘的事情吧。

便秘有多痛苦，大概只有经历过的人能懂。第 1 天拉不出来，腿都蹲麻了才挤出一点空气；第 3 天拉不出来，小肚子仿佛怀胎数月；第 5 天拉不出来，感觉自己整个人都已经抑郁了。也正因为这样，便秘的人会尝试各种各样的缓解方法，网传的有疯狂吃香蕉、尝试灌肠、吃泻药、喝酸奶做肠胃操……然而这些方法有时候有用，有时候又没用，让便秘中的人万分着急！别急，肾友要先了解自己是不是得了便秘。

首先，我们来正确认识便秘，正常粪便的含水量为 70%～80%，应为香肠样软便。

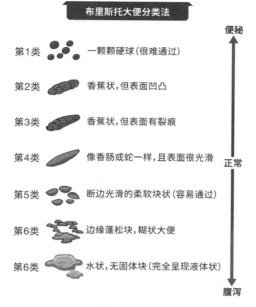

布里斯托大便分类法

什么是便秘的诊断标准？

（1）必须包括下列 2 项或 2 项以上。

① 至少 25% 的排便感到费力。

② 至少 25% 的排便为干球粪或硬粪。

③ 至少 25% 的排便有不尽感。

④ 至少 25% 的排便有肛门直肠梗阻感和（或）堵塞感。

⑤ 至少 25% 的排便须手法辅助（如用手指协助排便、盆底支持）。

⑥ 每周排便少于 3 次。

（2）不用泻药时很少出现稀便。

（3）诊断前症状出现至少 6 个月，且近 3 个月症状符合以上诊断标准。

可以通过此标准自行判断一下您是否患有便秘。

便秘看似不是什么大毛病，然而粪便排不出来就是件尴尬又苦恼的事，对身体健康也会造成一定影响。便秘是我们腹透肾友居家生活中的常见问题，据了解，腹透合并慢性便秘发生率在 17.9%～35%，远远高于我国成人慢性便秘的患病率 4%～6%。

引起便秘的首要因素是饮食方式的改变。由于透析需要长期控制液体量的摄入，日常饮水和各种富含水分的食物都要有节制地摄入，如汤面、粥、汤、蔬果等。此外，还须控制粗粮、油脂、坚果等高磷、高纤维素食物的摄入。这些高纤维素食物及液体的摄入减少可导致大便干燥、硬结，增加慢性便秘发生的可能性。有些肾友须限制高钾的蔬菜和水果等的摄入，都会使得腹透肾友便秘者大大地增加；在上一节内容中我们也聊过，低钾血症会导致便秘。与便秘相关的第二个因素是年龄。腹透肾友以高龄者居多，便秘是老年人最常见的胃肠道症状，年龄越高发生便秘的风险越高。第三个是疾病因素。糖尿病肾友长期处于高血糖状态，引起自主神经病变，导致胃排空延缓，胃肠蠕动缓慢，导致便秘；另外，糖尿病肾友直肠初始感觉阈、排便阈和最大耐受阈都会较高，其直肠敏感性下降，对刺激感觉迟钝而少有便意，增加便秘发生的风险。而腹透肾友因葡萄糖透析液的频繁使用，可能导致血糖进一步升高，更容易便秘。在透析治疗过程中，透析肾友长期服用的钙剂、磷结合剂、铁剂、利尿剂、一些抑酸药，以及滥用泻药都有可能导致便秘。体力和功能状态越差者越容易发生便秘。体力差、活动少也是导致老年或者其他腹透肾友便秘的很重要的因素。偶有便秘是大家都会有的经历，我本人也会有间断便秘的发生，原因是白天上班一直坐着而活动少。

下面我们来聊聊便秘对腹透肾友的危害吧！正常人便秘可引起肛周疾病如直肠炎、肛裂等，还可发生结肠憩室、肠梗阻，诱发脑卒中、心肌梗死甚至癌变等。腹透肾友一旦发生便秘，除了出现以上正常人便秘的危害外，还可导致腹透管移位、功能不良、引流障碍。原理就是因为我们的腹透管腹腔段末端置于膀胱直肠窝或者子宫直肠窝，所以便秘容易导致腹透管移位，就是我们俗称的"漂管"。这也是我刚做完置管手术后遇到的挫折，我的腹透卫士给我上了一节课，我才明白便秘的危害真大啊！而且严重便秘者还可导致细菌通过肠壁进入腹腔引起肠源性腹膜炎，影响透析效果，甚至不愈而停止腹透。听腹透卫士说，因为长期毒素的累积，肠道黏膜水肿或者脆弱，有便秘致透析患者肠梗阻和肠穿孔的案例呢。之前有个肾友半年内得了3次腹膜炎，腹透卫士说他每次腹膜炎发生后，进行的腹透液细菌培养结果都是大肠埃希菌，也就是肠道细菌感染，挺吓人的呢！看来便秘真的不可大意啊！

既然便秘对透析肾友影响这么大，那么我们应该如何预防和治疗呢？

① 合理的膳食结构，养成正确的排便习惯。透析肾友应该有计划地进食一些水分适当、低磷但纤维含量多的蔬果，如芹菜、藕、山药、绿叶菜等，无糖尿病的肾友还可适当吃一些香蕉、柚子、红薯等，但应关注血钾的变化（避免高血钾）。此外还应养成良好的排便习惯，老年人及慢性便秘的肾友腹肌及盆腔肌张力不足，排便推动力不足，难以将粪便排出体外。可每日定时排便，有了便意要及时如厕，切忌忍便，长期忍便会造成便秘。即使没有便意也应定时练习排便，每次 5～10 分钟，练习期间集中精神，不可观看报纸、手机等，养成良好的排便习惯。

② 保持良好的心理状态，适当地运动。长期便秘的肾友，往往试用了多种治疗方法都很难奏效，对疾病的治疗丧失了信心，治疗上往往半途而废。肾友应保持良好的心态，有耐心、有信心，坚持多个疗程的系统治疗。此外，坚持进行适度的体育运动，如散步、仰卧屈腿、深蹲起立、骑自行车等，再配合腹部按摩，这些方法都能加强腹部的运动，促进胃肠蠕动，促进排便。当然，在进行这些体育锻炼时，腹透肾友要注意保护腰椎、动静脉内瘘、腹透管路。运动的益处不言而喻，我们可以根据自己的身体状况选择适合自己的运动方式。比如我自己，之前上下班都是开车，高峰时段堵车不说，自己活动量也少，感觉肚子上长了不少肉。所以在腹透卫士的建议下，我现在乘地铁上下班，每天早晨我会提前十分钟出门，步行至地铁站，出地铁也是步行至单位，不但绿色出行、没有堵车的烦恼，还锻炼了身体。晚饭后我会和妻子一起去公园散步，周末骑单车、在金鸡湖边快走、爬山等，不但控制了体重，还可以促进肠蠕动，帮助通便。

③ 对于腹透患者，预防性使用泻药尤其重要。便秘严重者，建议在医生指导下使用缓泻剂。排便次数减少（少于 3 次 / 周）、粪便干硬、排便费力、排便不尽感等，都是常见的慢性便秘症状。如果便秘已经困扰到让你坐立难安的时候，去求助医生，一些简单的药物效果就很好。常见的比如聚乙二醇、乳果糖等，就是针对慢性便秘患者安全可长期使用的药物。还有少数的便秘，背后可能存在疾病隐情。比如，除了排便困难还含有粪便变细中断，时不时有便血出现，体重也逐渐下降，那就更有必要就医了。

便秘本身不可怕，可怕的是盲目治疗，这反而加重症状导致肠源性腹膜炎的发生。如果有慢性便秘，最好在医生的指导下科学使用药物治疗便秘，切不可自行服药，否则可能引起药物依赖加重便秘。

④ 对有明确病因者进行病因治疗，如为器质性病变导致便秘，必要时可手术治疗。

那对于网上流传的那些方法，大家怎么看呢？为此我也咨询了专业的腹透卫士。

比如灌肠，腹透卫士并不建议。因为这是医疗操作，其可能出现在肠镜检查中，为的是在检查前把肠道尽量清理干净。除了前面说的肠镜检查需要，急性粪便嵌塞也要用到灌肠，对于我们肾友来说，便秘之后不要依赖灌肠，否则可能因为操作不当而导致感染、肠穿孔等严重危害，除非在医嘱要求下进行。

比如空腹喝蜂蜜水。蜂蜜是高糖食物，100 g 蜂蜜大约有 35 g 果糖和 30 g 葡萄糖。实际上，蜂蜜就是糖水，每天摄入腹透液中的"糖"已经有负担了，就别再增加自己"甜蜜的负担"了。

比如喝酸奶。很多人喝酸奶是冲着酸奶里的益生菌去的，在改善便秘方面，可以适当吃点，最好是纯酸奶，未加其他的食品添加剂，防止无机磷多，而且酸奶也是含水量多的食物，所以需要控制水分的肾友得注意了。

比如打着各种润肠、清肠旗号的茶。这类茶确实有不错的通便效果，注意看一下配方表，在众多成分当中，很可能有一味药物——番泻叶。番泻叶有着明确的刺激性通便作用，效果显著，可以作为其他安全的泻药效果不佳时的短期治疗。番泻叶作为一种刺激性轻泻药，用得久了有可能出现低钾血症等问题，而且番泻叶是需要用水泡的，无疑增加了水分的摄入，并不能说完全无风险。

比如腹部按摩，方法是揉肚子，记得顺时针揉哦。之前腹透卫士也指导过我，揉肚子能促进排便。沿着肚脐周围揉一揉，可以增加腹腔压力，刺激直肠神经，促进粪便排出。

比如运动。上班路上选择快步走、骑车，给肠道蠕动加一点儿动力更有用一些。

比如喝水。多喝水的确可以改善便秘，不过，因为我们肾功能下降了，多喝水对身体可能有害而无益处。

比如使用开塞露。开塞露的有效成分是甘油，属于刺激性栓剂，主要通过肛门插入给药，药物润滑肠道并且刺激肠道增加排便反射。很多人可能对开塞露改善便秘有点儿偏见，觉得最好不用，否则导致依赖而加重便秘。但其实开塞露属于安全性较高的、缓解便秘最快速的方法。尤其一些人在旅行或者外出时若发生便秘，用点儿开塞露方便快捷极了。不过要注意了，开塞露并不能改变大便的性状，一时救急可以。开塞露可以常备在家，必要时它是良药，特别适合容易因外出饮食习惯改变造成便秘的人群。

比如养成定期排便的习惯。这是个长期改善方案。从已有的研究来看，人的确存在一个相对更容易排便的时机。早上起床时的起立反射可以促进结肠运动，有助于产生便意。短期内不一定有效果，但长期坚持有帮助。另外，用餐后的结肠蠕动动力也会增强，抓住这点便意时机赶紧解决排便吧。比如在早餐后去试着排便可能效果更为明显，一开始如果拉不出来也没关系，试着培养这样的习惯对于长期缓解便秘是很有帮助的。

比如吃蔬菜、水果。除了药物等医疗干预，发生便秘后自己能做的主要还是食物调整。很多人便秘的原因可能是粪便量不够，身体就会不急着排便，这时候膳食纤维可能就是通便关键了。它可以帮助粪便吸收更多水分来增加体积。一般建议便秘的人每天要吃够20～35 g的膳食纤维，建议我们肾友每天吃够500 g蔬菜，一个拳头大小的水果，一定对你的便秘有帮助。水果的膳食纤维总体不如蔬菜，比如香蕉，一根150 g的香蕉只有4 g不到的膳食纤维。但部分水果有较多的可发酵的膳食纤维，被肠道细菌发酵后产生的气体等可促进排便，通便的能力更为强大，比如红心火龙果、西梅都是这样的水果。当然，这种可发酵的膳食纤维也会因为含钾量高导致食用过多后引起高钾，所以我们肾友可以选择蔬菜、水果搭配着来吃，缓解便秘的效果更好哦。

王女士腹透管发生漂管就是便秘这个元凶导致的，表现为腹胀、腹透液引流障碍，通过医生指示拍片检查发现漂管，同时肠道积气、积粪明显，通过灌肠通便治疗后，腹透管位置恢复正常了。

便秘可谓是一颗隐形的炸弹。积极有效地防治便秘，对肾友来说非常重要。因此，我们要引以为戒，希望肾友们每天都能肠道通畅，一身轻松。

二

肾友们的"所见所闻"

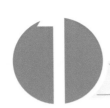

高伯伯的"小肠气"

昨天我去腹透门诊复查遇上了肾友高伯伯，好久没看见他，这次不知为何我跟他打招呼，他却不理我，看上去愁眉苦脸的样子。

等他从诊室出来后，我轻轻走近他，一把拉住了他："高伯伯，别着急走啊，好久没遇见你了，等会我们顺路一起回家吧！"高伯伯是我的一个肾友，我俩住得也近，之前他也会搭我的顺风车。他转过头看了看我，叹了一口气，说道："小沈啊，你今天也来复诊了？各项结果还好吧？看你挺开心的，我可惨喽！"我把高伯伯拉到一边聊了一会儿才知道，他的腹透可能做不下去了。

这是什么原因？大家伙儿是不是都挺关心的？因为最近他发现一个奇怪的现象：每次灌入腹透液，小肚子那里总会鼓起个大包，晚上腹透液放空了，躺下后那个大包又莫名其妙地不见了。接连几天都是这样，不痛不痒的，但那鼓起来的包着实有点让人担心。他问了很多亲戚朋友，有人说他是得了"小肠气"，今天复诊问了医生还真不假。医生告诉他，目前腹透治疗得暂停了，先在外科进行手术治疗，待伤口恢复后再过渡至腹透治疗。这就愁坏了高伯伯，就连我也跟着不淡定了，为什么得了"小肠气"就不能做腹透了呢？这到底是个什么情况，听我细细道来……

咱们常说的"小肠气"在医学上称之为"疝"，它是指体内器官或者

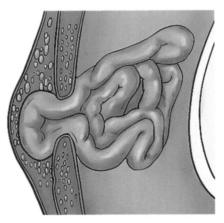

疝

器官的一部分离开正常的解剖位置，通过先天或后天形成的薄弱点、缺损或孔隙进入其他部位。

因为个人先天或后天原因腹壁某一部位比较薄弱，当腹腔内的压力增大时，腹腔内容物就有部分会被挤压，被挤压到了腹壁薄弱的地方时，因张力不均匀，腹腔内容物就会凸出腹部平面，我们肉眼就会在体表看到凸出来的肿物——疝。疝是腹透的并发症之一。我们肾友做腹透时由于腹透液的灌入，腹腔内压力明显增加，若腹壁某个地方存在薄弱点，肚子里的肠子就被挤到这个薄弱点，肚皮表面就鼓了个"包"，从而形成了疝。除了以上原因，有些人手术时，刀口缝合不紧密，或者营养太差，刀口没长好，也会导致这类"包"出现，当然这些原因较少见。

高伯伯的这个"包"只是疝气中的一种，因为没有卡住，所以可回纳，也就是当肚子里面压力小了，这个包就直接缩回去了。有的人可就没有高伯伯这么幸运，"包"出来了就回不去了，医生称之为嵌顿，也就是说这"包"卡那里就动不了了。高伯伯这个"包"出现在肚脐边上，临床上称之为脐疝。根据"包"出现的部位不同，还有多种称呼。如果它出现在手术切口周边称之为切口疝，出现在腹股沟（也就是大腿根的地方）的称之为腹股沟疝，出现在管子出口周围的称之为管周疝。大家看看是不是种类还挺多样！要分清这些，也不是简单用肉眼就可辨别的，医生还得借助于专业检查手段，如 B 超、CT 等检查来明确它的性质、大小及是否嵌顿。最主要是辨别它是不是其他的情况，如水肿、血肿、脓肿等。可不敢

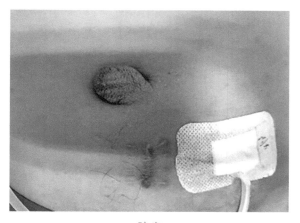

脐疝

大意啊，不能潦草"误了卿卿性命"！难怪高伯伯愁眉苦脸了。

听我说到这儿，大家是不是被吓到了，我猜想也许有些人已经开始担心了，尤其那些准备腹透的朋友。其实大家不必惊恐，预防和减少疝发生的办法医护人员早就开始琢磨思考了，现在就传授于大家。首先，医生在腹透置管手术前会认真询问我们之前有没有疝，如果有，必须先到外科把疝治好了，再来做腹透置管手术。其次，医生在给我们做腹透置管手术时会选择"旁正中切口"并严密缝合前鞘（一种专业手术名称）。再次，我们平时在家做腹透的过程中，非必要情况都不要把大容量腹透液放进肚子里。最后，腹透卫士会经常唠叨和督促——尽量不要做长时间咳嗽、负重、屏气等会增加腹腔内压力的危险动作，比如深蹲、较长时间提一些重物等。看到这里，大家是不是觉得悬着的心放下了，甚至还有一点暖心呢？

俗话说，百密终有一疏啊！有时候，运气就是差了那么一点点，就如肾友高伯伯。

那高伯伯现在到底该怎么办？他现在看完了专业的腹透医生，准备再去找普外科医生解决根本问题。一般这种情况下，如果高伯伯还要继续腹透治疗，还得通过外科手术来修补他鼓包的地方。外科医生一般会用一种叫作"补片"的东西，给缝隙或者薄弱的地方打个"补丁"（无张力缝合），就像老棉袄破了个洞打个补丁，不让里面棉花鼓出来一样。不用紧张，这种手术已经很成熟，医生的手艺可好了，那针眼缝得是又密又齐，关键是这打"补丁"的"布料子"质量也很好。在做完手术后的一段时间里，要尽量降低腹部的压力，才能让"补丁"长好、长牢。

如果我们肾友还有残余肾功能，而且每天小便的量还算接近正常，可以遵照医生的嘱托暂时停止腹透2～4周。这期间要多注意自己身体的状况，比如有没有恶心、呕吐加重，要按照医嘱化验血，检查血肌酐和血钾有没有增高，还要注意有没有体重增加、水肿、胸闷、气短等感觉。如果有以上的症状，那就还得透析，不过可以遵医嘱改成小剂量透析，例如，每次可灌入三分之一或半袋腹透液，并增加透析次数，从而达到我们的透析需求。现在还可以利用自动化腹膜透析机器，帮助度过这个特殊时期，也是一个很不错的选择哦！

建议在行外科手术之后，腹透液留腹的时候最好躺着，这样腹部的压力会小一点，有利于手术后伤口的愈合。如果自身状况不允许，必须按要求规律透析，可以选择临时做一段时间的血液透析治疗，帮助度过手术前后的这段困难时期。当然，透析和治疗方案具体还得咨询专业的腹透医生。

如果采取保守治疗，在观察期的时候发现这个"包"一直鼓出来，不能回缩，还伴有疼痛，那很有可能就嵌顿了，那就要尽早寻求外科手术方法去解决，可别拖延啊！说不定还有感染腹膜炎的发生风险呢！

另外，有个特殊情况要提醒大家，男性腹透肾友还会偶发睾丸鞘膜积液。鞘膜积液是指鞘膜囊内积液量积聚过多，鞘膜积液和疝并不是一个病，但是鞘膜积液发生的原因与疝类似，是由腹膜鞘状突未闭合所致。只是疝的内容物是肠子或网膜，鞘膜积液的内容物是液体。正常情况下睾丸鞘膜腔内有少量浆液，使睾丸有一定的滑动范围。由于鞘膜本身或者睾丸、附睾等发生病变造成鞘膜囊内液体的分泌与吸收失去平衡，积聚的液体增多形成囊肿，造成鞘膜积液。跟疝的发生因素是一样的，有些人先天可能发育不全，但是不影响生活，而做了腹透后因为腹透液的灌入导致压力增加，液体就会渗进去，出现鞘膜积液。有些肾友可能会因为难为情，不好意思说出来，造成积液体积增大，张力高，而延误病情。手术是治疗鞘膜积液最有效的方法，所以为了保证腹透治疗效果，建议尽早就医。

老王的腹透液跑到胸腔里了

　　肾友老王腹透 6 个多月了，一开始感觉自己换了个人似的，整个人精神焕发，也有力气了，亲戚朋友也说他"气色好多了"。不过最近 1 周多来，他有间断憋气的感觉，晚上睡觉往右侧卧舒服些，往左侧卧总觉得喘不上气。而且最近白天也都觉得胸口闷，我调侃他说是不是最近嘴巴没有管好，好吃的吃多了，水喝多了，水肿影响到他的心脏，撑不住了？他照照镜子看看眼睛、脸，再按按自己的腿和脚也是一按压就凹下去了，明显水肿了，体重也增加了接近 3 kg，血压也高了。我还打电话关心了一下他最近的小便有没有变少，他斩钉截铁地告诉我，最近小便都是解在尿壶里并认真记录，对比之前的数据感觉差不多。我又提醒他最近腹透超滤有没有什么变化，有没有比以前减少了？这一问，他犹豫了。

　　老王告诉我，透析超滤似乎每天都在变，上星期他每袋腹透液基本都能有 150 mL 左右的超滤量，加上他每天也有近 600 mL 的尿量，所以他每天的出量至少在 1 000 mL。可这个星期就怪了，基本上每袋腹透液都要负超滤 50～100 mL，而且他还尝试换了腹透液浓度，把四袋腹透液中的两袋从 1.5% 的浓度换成 2.5% 的浓度，看看是否可能多超滤出一些水分。可结果还是不理想，依然是负超滤 40～50 mL。姑且不说老王不把情况汇报给腹透卫士，而且还自己乱改方案，看来他还是小看这件事了。先卖个关子，我们接着往下聊。

　　咋没用呢？这水分都到哪儿去了呢？这几天老王感觉越来越闷了，尤其晚上躺下后。家人催促他去医院看看。老王联系了腹透卫士陈老师，来腹透中心排查。

　　老王担心是不是导管出问题了，但做了快速交换试验证实导管确实是好的，进出都没问题。冯医生和陈老师一起向老王了解最近的情况，也仔细查看了他的透析记录，查体时重点听了肺部，发现右下肺呼吸音消失。他们一致的判断是胸腹瘘。

为了验证他们的判断，冯医生给老王安排了 CT 腹膜成像检查，结束后，医生说他的腹透液有部分进入了胸腔里。这是什么情况？头一回听说。医生在听取了老王的一番自述后，给老王又做了一个检查。先在老王的腹透液里加了一种蓝颜色的药，药名叫作美兰。当把蓝色腹透液灌入腹腔后，再给老王做了胸腔穿刺，结果胸腔里抽出的液体也是蓝色的，证实了腹腔里的腹透液漏到胸腔里了。医生明确地告诉老王这叫胸腹瘘。

胸腹瘘是因为胸腹之间的分隔——膈肌有先天薄弱的地方，在腹压增高时膈肌受损产生的，是腹透肾友少见但严重的并发症之一。可能发生的机制包括先天性横膈发育异常、淋巴引流和胸腹腔压力梯度。胸腹瘘可能发生在腹透的各个时期，但是多数会发生在早期，而且多表现为短时间内出现咳嗽、胸闷、气短，夜间不能平卧。有的人还会出现不明原因的胸痛伴有腹透超滤量减少。

按照医生这说法，好像老王都能对上号。可医生这说法实在有点深奥，不知大家看懂了没有。我就用我的理解和大家聊聊吧！我们身体里有两个腔，就像两个"布袋子"。一个是胸腔，里面装着人体最重要的心脏，还有帮助我们呼吸的肺。另一个是腹腔，里面装着胃、肠子等。这两个"袋子"正常是不相通的。一旦因为先天或后天的某些因素导致这两个"袋子"破了个洞，那两个腔就通了。如果一个"袋子"里有水，一不小心水就会漏到另一个"袋子"里，就有可能形成胸腹瘘。例如，我们做腹透时，当腹透液灌入腹腔这个"袋子"的时候，"袋子"有个小破洞，那么腹透液就漏到胸腔这个"袋子"里了。胸腔这个"袋子"里因为漏进了水，水压迫到正常呼吸的肺，肺受到挤压就不太好扩张了，所以肾友老王就越来越觉得他胸口闷。胸腹瘘不仅影响了透析效果，还影响到呼吸，真是挺棘手的啊！

哪些原因会导致这种情况发生呢？我也是"现学现卖"，一种原因就是像我上面提到的，某些人因为先天不足或者是因为某些疾病，导致身体变化，致使我们胸腔和腹腔之间的膈肌出现缺损，也就是破了个洞，然后两个腔就相通了，如果任何一个腔里有水，里面的水自然就会相互流通。还有一种情况，这两个腔之间并没有破洞。可是当腹腔里面压力变大，如我们时常用力屏气提重物、深蹲等，就会增加腹腔内的压力。与此同时，若腹腔内正好有液体，如腹透液，腹腔里的液体就会一点一点地渗进胸腔。就像我们下雨天穿雨衣，如果我们一直在户外淋着雨，而且雨越来越大，慢慢地我们的雨衣里面的衣服就开始湿了。那是因为雨水隔着雨衣依然可以渗进来，如果一直处于这种状态，慢慢渗进里面的水就会越来越多，衣服也就越来越湿，我们人体就感觉越来越难受。

大家都知道，我们平时使用的腹透液有着不同的浓度，2.5% 的腹透液含葡萄糖浓度高一些，所以排水的能力强一些。排水能力强一些的原因是什么呢？就是医生说的 2.5% 的腹透液的渗透压要高一些。当我们腹透用的是 2.5% 的腹透液的时候会增加肚子里的压力，就进一步促进腹腔里的水渗进胸腔里。当胸腔的水还不是很多时，人体也许没什么感觉，但是量多了，影响到肺进行正常呼吸的时候，我们就会觉得呼吸有点累、喘气困难、胸口发闷。

知己知彼，方能百战百胜。搞明白原因了，我们就好预防了。各位腹透肾友在平常生活中要尽量避免长时间负重、屏气，如提重物、经常用力排便。避免长时间剧烈咳嗽，如咳嗽厉害，尤其是躺下来时更甚，一定要尽早看医生。平常按照医嘱做腹透，每次注意操作仔细，之前我还听说有肾友干了件糊涂事，肚子里废液忘记放出来了，直接又灌进去一袋腹透液，导致腹胀得厉害。有些体形比较矮小或者瘦弱的肾友，如果每次一袋腹透液灌入腹腔有明显的腹胀，可以咨询医生确认是否需要减少留腹剂量。

那老王现在该怎么办呢？老王已经有明显不适，出现了胸闷，所以遵医嘱必须暂停腹透治疗。于是老王去找外科医生咨询，外科医生告知老王可以通过手术修补膈肌或者做手术使胸腔闭塞起来，把两个"袋子"之间的通道先给堵住。这样以后就能让腹透液该在哪儿就在哪儿，不会乱窜。医生说，在准备手术的这段时间里，如果老王还是闷得厉害，可以先放一根细管子，把之前漏到胸腔里的水抽出来一些，这样可以让老王感觉舒服一些，防止胸闷加重引起心肺功能降低。不过，这世上总有一些"幸运儿"，极少数人因为漏到胸腔里的腹透液的刺激，导致膈局部发炎，产生粘连，竟让那个小的通道自己又粘连闭合起来了，慢慢地又恢复正常状态。不过，这也只是极少数情况，大家可不能抱有侥幸心理，有不舒服还是及早就诊。我想，在老王手术康复后，他是不是也应该悠着点，平常可以选择小剂量腹透，或者选择躺着做腹透，这样可以减少腹腔压力，避免胸腹瘘复发。

2个月之后，我在腹透门诊随访时碰到老王了，他高兴地告诉我，上次腹透中心冯主任帮他联系了胸外科医生，让他顺利、成功地进行了胸膜修补手术。虽然手术后临时血液透析了1周多时间，但之后就顺利地恢复腹透了。住院期间，他体验自动化腹膜透析机后感觉挺方便的，而且自动化腹膜透析机透析对腹压的影响更小，所以恢复腹透治疗后，他便选择了腹透机治疗，现在状态也一直很好。

如果有少数人手术效果不理想，那也不要灰心，可以停止腹透，改血液透析。明天的生活依然多姿多彩！

吴阿姨腹透管的"外卡夫"露出来了

我的肚子里有一根管子叫腹透管，那可是我的"生命线"，我常年如一日地爱护它。

说到腹透管内在的模样，不知道大家是不是都有所了解。在此我简单地给大家介绍几种供大家认识一下。

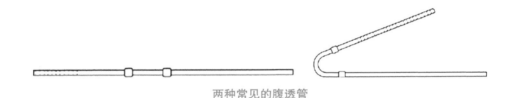

两种常见的腹透管

上图是两种常见的腹透管，一种置入腹腔内的是直的，一种置入腹腔内的是弯的。根据患者体形及医生的手术方式选择使用。

腹透管出口处是个分界，有两个涤纶套的部分在肚子里面，肉眼看不到，出口另外一端就是露在咱们肚皮外面的，用敷料将出口的地方好好贴好，用胶布、腹带等工具再固定一下，以免这部分管子耷拉在那儿。

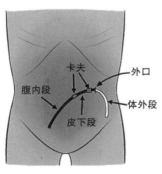

置入腹腔的腹透管示意图

卡夫
外口
腹内段
体外段
皮下段

左图是一个置入腹腔的腹透管示意图，重点带大家看看这个内涤纶套和外涤纶套。这两个涤纶套是凸出管子表面的，好比螺丝的螺栓，协助螺丝稳稳固定。所以，我们送这两个涤纶套一个昵称——腹透管的"卡夫"。外涤纶套顾名思义是外面的一个，又称"外卡夫"。

手术时医生把它卡在咱们肚皮里面第一层，也就是腹壁的皮下层，身材苗条的肾友可以隔着皮肤触摸到这段管子，要是不了解的话可能还在焦虑是长了什么东西呢！内涤纶套又称为"内卡夫"，埋得要比外涤纶套深一点，在腹部肌肉里面。有了这两个"卡夫"的存在，就如同我们给家里装了防盗门，我们的腹透管就不会从肚皮里面滑出来，也就妥妥地固定在身上了。

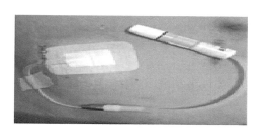

腹透管的正常规范固定

最近吴阿姨的女儿在腹透家园肾友群中求助，我看到后发现吴阿姨的腹透管怎么跟我的不太一样啊？这出口外面的管子上一圈白色的纤维样物质是什么？

原来她的"外卡夫"露出来了，怎么回事？腹透卫士让吴阿姨赶紧来腹透中心检查，并问了吴阿姨近期在家做腹透的情况。

且听听吴阿姨的自述，"我的腹透管已经用好几年了，以为这管子长牢在我的肚子上了，我也就没有像以前那么爱护它了。最近这半年来，我嫌弃腰带累赘，所以就不用了，每次都随便塞到裤腰里。尤其在夏天，胶布贴着不舒服，干脆连固定的胶布都不用了。还有那个固定腹透液的大夹子我也不喜欢用，每次做腹透，管子就耷拉在那里，用夹子固定起来太麻烦。这些步骤我都省了。一开始也没啥问题呀，可是我最近换药时发现腹透管的隧道出口好像多了一圈有点发白的、粗糙的东西，还有点硬。再后来有一天我

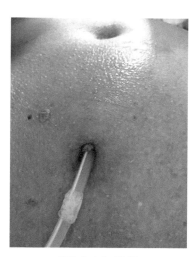

"外卡夫"露出

发现隧道口上好像有点黏黏的，还有点血，蹭得有点疼。这不，我感觉不太对劲了，赶紧来腹透门诊瞧瞧"。来到换药室，腹透卫士检查后告诉她，那白的、硬的东西是腹透管上的"外卡夫"，又管它叫"涤纶套"。原本这东西是卡在她肚皮里面的，现在已经全部被牵拉出来了。

"出来就出来吧，不影响我做腹透就行！"吴阿姨自言自语道。腹透卫士看了她一眼，说："看来你不太懂这个涤纶套的作用啊！我有必要再跟你讲讲。"

腹透管之所以有两个涤纶套，一是防止腹透管滑出来，起到固定管子的作用。在置管术后半年左右，涤纶套就会跟皮下组织完全长牢在一起。这个大家很好理解，没有它光滑的管子一拽就全出来了，置管手术就白做了。二是涤纶套卡在皮肤里面，让皮肤和腹透管之间长牢密闭。就像我们的密封杯杯口的密封圈一样。密封杯不同于普通杯子的地方就是任凭杯子怎么放置、怎么晃荡，杯子里的水都不会溢出来，而且外面的脏东西也进不到杯子里，所以密封杯里的水一直是干净的。这个涤纶套就和密封圈一样，帮助腹透管和皮肤紧密贴合密闭，防止细菌从隧道口进入肚子里。要不然，细菌溜进肚子里引起感染，疼起来可要命。现在吴阿姨的内涤纶套暂时无影响，外涤纶套已经出来了，虽然管子固定没有受到特别大的影响，但大大增加了感染的风险，就好比自家的大门坏了。俗话说"老虎也有打盹儿的时候"，万一"大门"被细菌攻破，皮下隧道就可能感染导致隧道感染，甚至发生腹膜炎。

当腹透卫士说到这儿，吴阿姨面色渐渐变得凝重起来。"别人都好好的，怎么我的这个'外卡夫'就露出来了呢?"

腹透卫士郑重地告诉她，这主要就是因为平常做腹透的习惯不好，没有好好固定腹透管，慢慢地因为牵拉和重力，外涤纶套被一点一点地拽了出来。当然，涤纶套外露除了牵拉这个原因，有时也跟手术方式或者患者疾病、皮肤情况有关系。例如，糖尿病肾友，行腹透置管后伤口愈合可能要慢一些，更容易有涤纶套外露的风险。腹透卫士告诉吴阿姨，根据目前她的腹透管出口情况，已经有感染了，必须密切关注，且须住院加强换药，做进一步抗感染治疗，防止感染加重演变为隧道感染。听到这里，吴阿姨叹了一口气，懊恼不已啊！

我在心里也偷偷地反思了一下：因为我偶尔也像吴阿姨那样做。腹透管是我的"生命线"，我得好好保护它。

因为这"外卡夫"露出来再也回不去了，腹透卫士只能用手术刀片一点一点地将这粗糙的涤纶套刮掉、削平，不然涤纶套一直摩擦出口皮肤，会导致皮肤出血、疼痛、感染。腹透卫士还嘱咐吴阿姨以后好好固定腹透管，预防外力牵拉。即使这次住院后出口感染治愈，在以后的日子里，平常换药也要加倍认真观察，因为没有了"外卡夫"，发生感染的机会就多了。

后来我有几次在门诊碰到吴阿姨，她都是因为反复腹透后出口感染到门诊检查和换药，问了腹透卫士才得知，她的腹透管出口感染了一种细菌，叫金黄色葡萄球菌。金黄色葡萄球菌不仅存在于人和动物咽喉、鼻腔及健康人皮肤，而且在伤口和肉制品、蛋、奶等食品中均可检出，其不仅是临床常见的条件致病菌，同时也是日常生活中容易污染食物的病原菌。出口一旦感染这种细菌，细菌就会定植在出口处，导致反反复复感染，真是苦不堪言啊！

亲爱的腹透肾友们，咱们还是好好爱惜自己的"生命线"，谨遵医嘱吧！小懒偷不得啊！

 小李年纪轻轻竟然骨折住院了

两周前得知肾友兼好友的小李同志生病了，不是住在肾内科而是骨科。我赶紧打电话给他，他说没有大碍，目前在康复期。我打算去医院探望他。

一进病房就看见他变成了"一条腿"，另一条腿打着石膏吊在那儿。聊了一会儿才知道他只是被家里凳子绊了一下，摔到地上就骨折了。年轻小伙子不至于这么娇气吧！真有点"背"！

他的主治医生正巧进来，听到我们闲聊，就给我们上了一小课。按照常理，这种情况不至于骨折，可是发生在咱们透析肾友身上，后果就不一样了。现在就讲讲透析肾友容易骨折的来龙去脉。

肾脏的主要功能是调节人体水、电解质、酸碱平衡，维持人体内环境稳定以及参与内分泌调节。其中有两种电解质叫作"钙"和"磷"，是对人体骨骼非常重要的两种物质。当肾功能衰竭后，肾脏对人体内钙、磷的调节就开始紊乱，经常会出现"钙低磷高"的状况。人们从食物中获得钙和磷。几乎所有食物都含有磷，每天会吃进 $800 \sim 1\,500$ mg 的磷，大部分通过肾脏代谢排出体外。我们腹透肾友的肾功能都已经明显下降了，排磷的功能自然就下降了，就会导致身体里的磷明显升高。

如果我们平常还不能管牢自己的嘴巴，喜欢吃点小零食，如各种烘烤小饼干、瓜子、蜜饯等，那磷就更高了。那为什么我们透析肾友又会出现低钙呢？当我们身体里的磷越来越多，就和钙结合起来变成磷酸盐，沉积在身体里，出现骨质钙沉积。另外，我们腹透肾友很多存在蛋白尿的情况，随着尿蛋白的排出，大家只知道蛋白丢了、营养差了，可又有多少人知道蛋白丢失的同时会伴随着钙一起丢失呢？肾脏有活化维生素 D 的功

能，而活化维生素 D 又可以促进肠道吸收钙。可惜的是，肾功能下降后活化维生素 D 就不足，所以身体对钙的吸收就明显减少。

钙和磷这两个元素一乱套，身体就开启了自我保护机制。这时有一种激素叫作"甲状旁腺激素"，它的含量会很快升高。甲状旁腺激素是调节血钙的主要激素，它企图力挽狂澜，促进肾小管重吸收钙，进而促进骨骼里的钙释放出来。哎呀！它可不知道它也许帮的是倒忙，我们透析肾友骨骼里的钙少了，就容易出现骨痛、骨折。这不，小李可不就是中招了。还有更遭罪的呢，它们这乱搅一通后，还会影响血管、软组织，会出现血管钙化变硬、纤维性骨炎、关节炎。今天是小李骨折了，说不定明天就有老张的不安腿综合征了。

听医生前前后后这么一说，原来这就是肾性骨病在作怪啊！我和小李似乎有点整明白了，原来小李"背"的原因这么复杂！我还错怪他娇气了。不过这倒也给我自己上了一课，顺便也告诫各位腹透肾友，大家今后都要积极预防肾性骨病的发生啊！

我们肾友平时要怎么做才能有效预防呢？

首先我们腹透肾友要谨遵腹透卫士的叮嘱，定期抽血化验，看看我们身体里钙和磷以及甲状旁腺激素的情况，做到心中有数。

然后就是补钙、降磷两法宝。

第一，低磷饮食。我们先来聊聊有机磷与无机磷的区别吧。有机磷通常广泛存在于富含蛋白质的动、植物食品中，所以当我们吃了含有蛋白质的食物后，有机磷会在小肠中被水解，转化成无机磷，然后再被小肠吸收。由于有机磷需要被水解之后才能被吸收，所以有机磷的吸收率一般相对较低。而且一般植物中的有机磷吸收率比动物食品中的有机磷要更低些。而无机磷因为无须水解，吸收率可能达 100%。很多食品添加剂富含无机磷，且无机磷的吸收率相当的高，食用这些富含无机磷添加剂的食物会对我们腹透肾友造成巨大的负担。分辨食物里有没有含磷的食品添加剂，最简单的方法就是查看食物配料表。如果配料表中出现任何含"磷"的化学物质，那这个食物就有含磷的食品添加剂了。平时逛超市的时候要仔细阅读食品配料表，如果配料中有任何化学物质包含"磷"，应该尽量避免购买。平时尽量减少速食食品、罐头、加工肉类、速食麦片、即食甜点及果酱、调味料的摄入，尽量选择新鲜食材，如新鲜的瘦猪肉、瘦牛肉，新鲜蔬菜和水果，减少加工食品的摄入。同时，我们可改变烹饪方式，采用浸泡、焯水、水煮、蒸等方式，避免油炸、烧烤，少喝荤汤。这些措施都可以降低磷的摄入。

第二，充分透析。我们要一如既往的规律腹透，保证每次灌入腹腔的液体量，保证换液的次数，保证最佳的透析液留腹时间，当然还得定期到腹透门诊复查，规律评估腹膜功能、透析充分性。之前就有肾友因为外出旅行，偷偷停了一周的腹透治疗，不但导致了高钾、高磷血症等电解质紊乱的情况，还导致了血肌酐升高，发生恶心、呕吐、心力衰竭。

第三，服用磷结合剂。顾名思义，这类药是用来结合磷的一种化合物，它在体内的作用就是吸附食物中的磷，形成人体无法吸收的不溶性复合物，最后随粪便排出。这个过程会避免磷进入血液，就自然不会升高血磷水平了。磷结合剂不止一种，我们来看看都有哪些呢？首先是含钙的磷结合剂，比如我吃过的碳酸钙，它除了结合磷，还能当作钙补充剂使用。由于大部分的磷结合剂都是随三餐一起服用，这种磷结合剂就存在导致血钙过高的风险，血钙过高又会随之引发便秘、转移性钙化等问题。有高钙血症和低转运性骨病的肾友应避免使用含钙磷结合剂。所以医生和腹透卫士会关注血钙水平，根据化验指标及时调整磷结合剂的用量或种类。还有非含钙的磷结合剂，比如司维拉姆、碳酸镧，这类磷结合剂不存在造成血钙过高的情况，目前已被广泛使用。磷结合剂既能够降低身体对食物中磷的吸收，也不会影响正常的血磷水平。这类药需要餐中随餐服用，司维拉姆可吞服，其他两种须餐中咀嚼。服用剂量需要在医护人员的指导下确定，可不要吃过量啦！

降磷之后咱再补钙。当钙含量低时，就可以多吃一些补钙的食物，如牛奶、瘦猪肉、牛肉、鱼虾等。另外就是按照医嘱服用补钙药品，常见的如碳酸钙。不过钙片吃法也是有讲究的哦！吞服主要补钙，嚼服可以降磷。你吃对了吗？

补钙降磷之后，咱也不能忘了维生素 D 的重要性。除了吃肉，可以多吃一些新鲜蔬菜，如菠菜、芹菜、蘑菇等。有一种碳酸钙 D3 的钙片可以同时补钙和维生素 D，一举两得。

以上方法，我个人还是首推饮食，毕竟饮食没啥副作用，而且经济健康。

小李同志现在可真是后悔啊！之前他已经半年多没有规律门诊复查了，总是以忙为借口。而且他仗着自己还是个小伙子，不同于老年人，小磕小碰总归是不打紧的。如果早知道这些知识，常监测，早预防，早治疗，也许今天就不用躺这儿了。

更严重的是，这次住院检查中还发现了他的血 iPTH > 1 800 pg/mL，得了继发性甲状旁腺功能亢进。脖子那有四个结节，其中已经有两个直径超过 1 cm 了，医生说先使用活性维生素 D 冲击治疗控制一段时间并观察，下次复查的时候有可能就需要做手术切除结节。真是雪上加霜啊！

医生告诉我们，继发性甲状旁腺功能亢进是慢性肾脏病的常见并发症，与钙磷代谢紊乱共同参与透析患者的骨骼代谢、心血管及软组织钙化。对于终末期肾脏病已经进入透析的患者，继发性甲状旁腺功能亢进可能还处于隐形沉默状态，临床表现多与纤维囊性骨炎以及高钙、高磷导致的并发症相关。一般症状有：贫血，有时会出现头晕、乏力等不适感，持续的骨痛，比其他人容易发生骨折、皮肤瘙痒伴色素沉着、皮下结节形成。门诊定期检查会有甲状旁腺激素、钙磷沉积的检测，而这些检查小李已经很久没有去做了。医生说，想要不得这个病，其实就得维持血清钙、磷水平平衡，抑制甲状旁腺过度增生，直白点就是"磷是罪魁祸首，一定要积极控制血磷"！哎！又是老生常谈的事情，我就不再唠叨啦。

继发性甲状旁腺功能亢进的治疗手段有药物、介入和手术治疗，疾病早期可通过药物控制进行保守治疗，而疾病进入晚期，药物治疗欠佳时，则需要进行手术治疗。小李没有防患于未然的意识，所以走到这一步，只能通过治疗使血 iPTH 指标能下降，甲状旁腺结节能缩小一些。

亲爱的腹透肾友们，大家可要引以为戒哦！

三

腹透肾沙龙里的提示

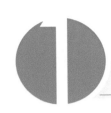

三、腹透肾沙龙里的提示

我们肾友与腹透卫士有个交流平台

腹透置管后，腹透卫士安排的腹透课程结束了，我顺利通过了考核。

很快医生就通知我明天可以出院回家了，我在高兴之余却还是感到很担心和忧愁。这些天腹透卫士天天陪我练习操作，我做得很熟练，每一个步骤都认真完成，洗手也按照规范的七步洗手法，但是回家后腹透卫士不能看着我操作，我会不会出错，出错后会不会……

我越想越担心，赶紧向腹透卫士要了私人联系方式："老师，我腹透操作是学会了，但是我怕回家后，没有你们盯着我做，我会犯错误，万一出事情了，我家里没有懂的人，也帮不了我，我该怎么办啊？你能不能把电话号码给我啊，我有事可以打电话找你，没事情绝对不打扰你。"她微笑着拒绝了，给了我一张名片，里面有医院腹透中心的电话和 24 小时应急联系方式，还让我加入微信群——腹透家园，这群里有四百多个跟我一样做腹透的病友们，还有专业的腹透医生和腹透卫士。每周六晚上七点开始，腹透家园群里有一个半小时的问答沙龙，已经坚持了近十年。有问题可以在群里咨询，不仅有专业的医生、护士解答，还有热心的肾友们的关心。

果然，我刚加入，看到已经有四百多个成员了，热心的肾友看到我是新人加入，表示了问候，我也在群里第一次发声："新人报到，请大家多多关照。"这个群让我有一种莫名的亲切感。这时就看到有个肾友在问："今天家里停电了，腹透液可以用热水加热吗？"这不是腹透卫士上课讲过的吗？他上腹透课程的时候肯定没认真听讲哦，我学习腹透课程的那几天可是拿出了当年高考的劲头，我只是肾功能不好，脑子还是挺好使的，这时我正好可以学以致用。我立即在群里回答："不能，腹透液要干加热，不能泡在热水里，可以把热水冲在热水袋中，再把腹透液焐热。"刚发出去又有点后悔了，那么多肾友和医生、护士在群里，哪里轮得到我这个新人插嘴啊，我万一说错了，岂不是害人，我还是撤回吧。但是很快这个肾友已经向我表示了感谢，我还感到挺不好意思的。不一会，腹透卫士在群里也给我点赞，夸我学得很认真，还没出院就帮助群里的肾友了。

腹透卫士继续说："因为腹透液是液体，用热水加热的时候万一外包装破裂，水进入包装袋内是不能区分是腹透液漏水还是外面的热水进入，如果腹透液漏水是不能使用的，会引起腹膜炎。只有通过干加热才能保证腹透液的安全。大家加热腹透液后一定要仔细检查，发现漏液是绝对不能用的，很多肾友们刚开始几年做腹透的时候，检查包装质量都很认真，时间一长就麻痹大意了，也许有的人做五六年都不会出现漏液的情况，但是只要用一次漏液的腹透液，就可能会引起严重的腹膜炎，甚至需要拔管，不能再做腹透了。"腹透卫士指导大家复习了腹透液加热的方法，可以使用恒温包、恒温箱、热水袋、电热毯等。还有肾友发了家里使用的恒温包的图片，有的是小型恒温箱可以同时加热四袋腹透液，还有人用车载的恒温包，开车出门都不怕没有热的腹透液用。我刚买了一套腹透用品，都还没拆箱使用，发现大家都有这么多好的产品和丰富的经验，受益匪浅。

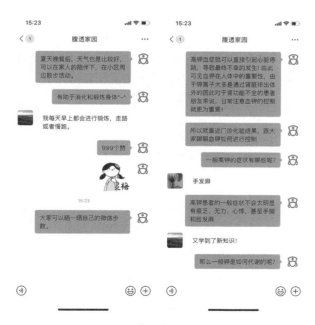

腹透家园

这个腹透家园的交流平台真是我们肾友的福音啊！不仅学到了很多知识，还能认识很多处境相同的肾友们，即使很多人之前素未谋面，但是依然有亲人的感觉。我一点也不害怕出院回家了，就算一个人在家里，也不担心遇到困难，因为有优秀的医护团队和热心的肾友们，有困难找大家，总能解决问题的。我终于也明白了腹透家园的真谛，腹透微信群拉近了大家的距离，就跟家人在身边一样，让人很安心。虽然我生病是很不幸的，但有这样温暖的"大家庭"，还是很幸运的。

随着时代的不断发展，互联网渗入了我们生活的方方面面，实现了足不出户就了解这大千世界。同时，互联网在医疗行业也被广泛应用，肾友们感受最深的可能是网上挂号、问诊、配药、送药，但这只是互联网应用之一，最大的增长领域之一是远程监测（RPM）。RPM 是使用特定的远程通信技术和智能设备软件等，收集患者数据信息，根据需求实时或准时传输给远端医疗服务的医生，医生登录后获取并查看这些数据信息，进一步来评估患者病情，或给出治疗建议。

疫情三年，得益于互联网医院平台的发展，在遇到非紧急就医需求时，我会选择互联网医院，通过智能化患者端小程序，使用智能手机，动动手指，足不出户就可以在家中享受线上健康指导和在线诊疗服务，特别简单、方便。而且，目前我居家使用的是自动化腹膜透析，夜间睡眠时由机器帮助我进行腹膜透析治疗，早晨下机后数据自动上传至医护端，在白天我可以解放双手，正常工作。而我的腹透卫士会根据远端的数据信息，查看我的治疗效果。所以作为互联网医院平台的受益者，我特别庆幸自己生在好时代，让我感觉自己和其他正常人是一样的。

在我看来，互联网医院不仅可以突破地域局限，更能及时消除我们因未知造成的焦虑。与此同时，互联网医院还能成为健康知识的宣教平台，我的腹透卫士就会定期给我推送与腹透相关的知识和预约复诊的信息。这种慢性病，更多时间是居家透析，但也需要回归社会，享受跟正常人一样的生活，所以与专业的医护保持长期的互动，更利于我们长期的治疗。

感恩生在这个时代，感恩遇见这么多可爱的医护人员！

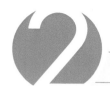

腹透液里的"糖负荷"

今天是周六，晚上吃过晚饭刚到七点，问答沙龙开始了，是负责我的腹透卫士在讲课。"大家好呀，又到了周六晚小讲座时间，我是某某护士，大家晚饭吃好了吗？小板凳准备好了吗？"礼貌地"冒个泡"，刷一下存在感，"老师晚上好！"好几个肾友都冒出来打招呼了，感觉群里一下变热闹了。其实每次到周六晚七点我都会习惯性守着微信群，看看肾友们讨论了什么内容，是不是跟自己有关系，每次都很有收获。上周由于加班错过了，之后回看还是觉得可惜，能参与其中的感觉太好了。

老师开始说"腹透液里的'糖负荷'"这个话题。大家都应该吃过咸菜和话梅吧，为什么腹透液用葡萄糖做渗透剂呢？在过去没有冰箱等储存条件下，许多新鲜蔬菜、水果是很不容易保存的，有人想到用盐或者糖来使食物脱水，这样就可以长时间保存食物了。由此我们就知道高浓度的盐和糖是可以用来脱水的。于是在过去的很长一段时间内都是用高浓度的盐水作为腹透液的。但是后来发现用了这样的透析液后，肾友的血压很难控制。于是开始选用葡萄糖了。经过临床使用，大家发现葡萄糖作为渗透剂，可以达到良好的超滤作用，并且还可以为肾友们补充一部分的能量。由此腹透液的配方就这么流传下来了。

刚做腹透的时候就听腹透卫士说过，目前我们使用的腹透液都含葡萄糖，依靠葡萄糖的浓度与血液形成渗透压，通过腹膜进行交换，排出多余的水分和毒素。随着多年的使用，大家也发现了葡萄糖透析液的一些问题。腹透液留腹后，随着时间的延长，葡萄糖被身体吸收增加，血糖随之升高，血浆胰岛素水平亦逐渐增加。有些透析合并糖尿病的肾友就会有疑问了，"我本来就有糖尿病，再用含糖透析液，血糖会不会很难控制呢？"

059

各位糖尿病肾友其实不用太担心，针对这种情况，我们有很多方法可以解决。比如饮食控制、增加运动以及调整胰岛素用法用量等。对于没有糖尿病的肾友来说，目前没有证据显示腹透会增加患糖尿病的风险。好在我没有糖尿病，不用太担心。正当我偷偷得意之时，腹透卫士又说了："但是，持续的血糖升高还是会对身体造成一定的影响。就像吃了大量的甜食，会出现高血糖、体脂增加、高血脂等代谢异常的问题。"就像我之前运动少了之后，肚子上多了好多肉，家人说我做腹透之后胖了呢。

腹透肾友老李是个患有糖尿病二十几年的老同志了，做腹透已经 5 年了，最近的血糖很高，这是怎么回事呢？他是不是吃糖吃多了？还是没有打胰岛素？都不是，原来老李最近因为水肿，连续做了几袋 2.5% 的腹透液，腹透液含葡萄糖 2.5%，浓度比我做的 1.5% 的腹透液浓度高。老师说了："腹透液中约 60% 的葡萄糖会被人体吸收，因此可能会导致血糖升高。"这时我脑子又开始灵活运转了，我算了一下，1.5% 的腹透液中每 100 mL 含葡萄糖是 1.5 g，一袋 2 L 的腹透液含糖就是 30 g，其中 60% 的葡萄糖就是 18 g 会被吸收，按照一天做 3 袋来算也就是等于吸收了 54 g 的糖，而 2.5% 的腹透液中每袋就是含糖 50 g，这样看来老李血糖升高很可能是用了高浓度的腹透液。

腹透卫士又说了："血糖尤其在腹透早期改变明显些，所以要加强监测，可以通过调整胰岛素用量来降低血糖。含糖透析液是目前世界上应用最广泛的腹透液，除此之外，科学家们一直在致力研发腹透液的配方，例如，氨基酸腹透液、艾考糊精腹透液、碳酸氢盐腹透液、多肽腹透液、丙酮酸腹透液，在未来，我们就可以有更灵活多样的选择啦。目前已有不含葡萄糖的腹透液，如艾考糊精腹透液，不影响血糖，有条件的患者可以选用。"什么是艾考糊精腹透液？我上网搜索了一下，发现其实在国外不仅有葡萄糖腹透液，还有艾考糊精腹透液、氨基酸腹透液等，而且早在十几年前就普及了。不同的腹透液有不同的作用，腹透肾友们可以根据自己腹膜情况选择。原来腹透的学问还挺多，跟我们的电脑程序一样，需要不断更新。

因此，腹透肾友还是有必要定期监测血糖、血脂等指标，一旦出现血糖、血脂的异常，就需要控制饮食，改变生活方式，适当运动，制订合理的腹透处方，必要时根据医嘱应用胰岛素及口服降糖药、降血脂药物。

这时小王也反映说做了一年多腹透，居然胖了七八斤，"我自己还觉得饮食很控制了，按照腹透卫士的要求每餐 100 g 主食，就一小碗，也不敢多吃饭。以前一顿吃三碗饭都不算多的，现在吃这么少还长胖了，门诊医生要求我减肥，控制体重，这也太难了吧。我都吃这么少了，难道还要不吃饭吗？我要饿死的，呜呜呜……"腹透卫士解释道："小王每天做三袋 1.5% 腹透液和一袋 2.5% 腹透液，每天的葡萄糖就吸收了 84 g，1 g 葡萄糖的热量是 4 kcal，就相当于每天吸收了热量 336 kcal，约等于一碗饭的热量，他每天都多吃了一碗饭，能不胖吗？建议你可以把一顿主食改成低热量的粗粮，比如玉米、燕麦片、南瓜等，同时配合运动。由于你长期坐办公室，热量消耗太少了。"小王说："我这不是生病吗？大家都知道了，很多活大家都帮我做，我坐办公室一天都走不到 500 步，回家后家人也不让我干家务，就让我做好腹透就行。我一般就玩玩电脑，刷刷手机。腹透卫士，得了尿毒症也能活动吗？""当然，我每天走 5 000 步。"有个肾友插嘴道。邵阿姨也回话了："我还去跳广场舞呢。"小叶说："上周末我去爬了天平山，跟家人一起去的，爬慢一点，不累。"小王好像明白了什么："以后我可要多运动来消耗热量啊。"我也是长期坐办公室，面对电脑，活动量也不够，看来以后也要多关注自己血糖和体形问题，下周我预约了腹透门诊复查化验，我要让医生再给我加一个血糖的化验，同时我也要给自己安排一下每周的活动。我在群里咨询了腹透卫士："平时我们适合做什么运动呢？可以跑步、跳绳或是游泳吗？"腹透卫士说："可以做一些有氧运动，比如散步、慢跑、打太极拳等，每天活动 5 000 步以上。跳绳的话最好在放空腹透液的时候，不然 2 kg 的腹透液在肚子里，腹部压力增大，容易出现疝。"

我做了一段时间腹透，并没有觉得自己像个病人，甚至有时还觉得是不是医生诊断错误了，我身体状态跟正常人差不多，我可以跟正常人一样吃饭、工作、活动，我有了大胆的想法，我不仅是靠腹透活着，我想活得更好，正好家门口不远处有条健身步道，我决定每周去走三次，设计好路线，明天休息就可以执行了。加油吧，小伙子！

蛋白质的隐性"流失"

每到周六我都觉得是一种期盼，期盼着晚上的腹透沙龙，就怕错过一些什么。

今天一个新置管出院的阿姨问腹透卫士："腹透置管前白蛋白都正常的，怎么做了腹透后，最近查得白蛋白下降了，感觉自己胃口挺好的，饮食跟以前一样，没有变化。"

肾友王女士也是刚做腹透不久，出院后三个月内的每次检查，医生总说她白蛋白低，劝她平时多吃点优质蛋白。但面对一道道色、香、味俱全的美食，她却始终是提不起胃口，肉眼可见的消瘦下去。她也是疑惑，这究竟是怎么回事？有没有什么解决办法呢？

我刚置管的时候也遇到这样的问题，通过不断学习才慢慢掌握了饮食方面的一些知识。

由于慢性肾脏病几年了，在慢性肾脏病专病门诊随访了一段时间，慢性肾脏病的宣教老师教会我低蛋白饮食，每天 40 g 蛋白质，约 4 份优质蛋白质的食物，我在吃荤菜的时候相当控制，一天最多吃一块大排的量，再加一个鸡蛋或是两个蛋白，再喝一袋低脂牛奶。不敢多吃荤菜，蔬菜吃得比较多，我都快变成一只兔子了，最爱萝卜和青菜。腹透卫士说："做了腹透后，每天丢失的蛋白质为 5～15 g，相当于每天都要丢失一个鸡蛋含的蛋白质，所以每天必须吃适量的蛋白质来补充丢失的部分。不过为了补充合成蛋白质所需的氨基酸，应该选择多吃优质动物蛋白，如鱼、瘦肉、牛奶、蛋白等。"

腹透卫士教我们学会计算自己每天所需要的蛋白质的量，先计算标准体重，比如我身高 175 cm，标准体重就是 175-105=70 kg，所需要的蛋白质为 1～1.2 g/（kg·d），计算出我每天所需要的蛋白质就是 70 g，其中优质蛋白占 60%～70%，就是最多 49 g，可以吃 7 份优质蛋白的食物，比没做透析的时候可以多吃 3 份（就是多吃 150 g 肉），感觉自己实现了肉类自由，我不再是一只小白兔，我眼里充满了肉，但习惯好像是很难改变的，好不容易习惯了少吃荤菜，突然要多吃，刚做腹透的时候很难做到。有的时候吃了一块大排就不想再吃其他荤菜了，有的时候看到荤菜也没有胃口了，吃饭就是吃得不香，好羡慕那些胃口好的人，甚至有的时候还特别中意腌菜，越是知道不能吃，越是想吃，比如雪菜肉丝、萝卜干炒毛豆（想想而已，最好是想也不要想，吃了没好处）。

这个阿姨目前的状况就跟我刚做腹透的时候很像，差不多要过一个多月胃口才会慢慢好起来，有的时候只能把优质蛋白食物当成药，按餐服用，早餐的蛋白质安排一个鸡蛋和一袋牛奶，中午的蛋白质是一块大排，晚餐的蛋白质是 100 g 肉丝或是七只虾。一定要给自己制订好饮食计划，才能逐步完成目标。我现在已经给自己制订了一周食谱，每天换换花样，尽量做到每天吃新鲜的菜和肉，每天都不重复。

另一个肾友是刚腹膜炎恢复出院的，他在群里说：“腹膜炎前刚抽血化验过，营养好得很，腹膜炎时，蛋白低到 25 g，现在出院了，不知道能不能恢复到跟以前一样。”腹透卫士解释说：“腹透发生腹膜炎的时候，腹透液丢失蛋白质的量可增加 50%～100%，在腹膜炎治愈后的数日至数周内蛋白质丢失仍然维持较高的水平。因此从腹透液中丢失营养成分也是导致腹透患者营养不良的重要原因。这时候需要增加优质蛋白的摄入。所以说腹膜炎很严重，很多肾友还不以为意，总觉得腹膜炎用点药，医生、护士总有办法治疗的，殊不知对腹膜的伤害和对自身营养的影响有多大。大家还是要注意预防腹膜炎，规范腹透操作，增强自身抵抗力，避免腹膜炎的发生。”她又说：“除了腹膜炎，部分有剩余尿的腹透肾友由于存在基础肾脏病，如糖尿病肾病、膜性肾病、狼疮肾炎等，每天还有大量蛋白质从尿液中排出，使氨基酸和蛋白质进一步丢失。因此，尿蛋白的丢失量也不容忽视。”

难怪肾友老张一直低蛋白，上次跟我一起做检查，他说自己的饮食可好了，顿顿都有荤菜，还吃蛋白粉呢，可是白蛋白还是不达标。医生跟他说是小便太多了，蛋白质都从小便里漏掉了，吃得多漏得多，加重肾脏负担，让肾功能走下坡路。他本以为小便多是好事，说明肾脏功能还好着呢，可是蛋白质丢失多了，营养就差了，经常没力气，还容易水肿。经过腹透治疗和营养治疗，最近他营养状况已经好了很多，尿蛋白情况好转了，水肿也消退了。这不，他还约我周末去走健身步道。有同样困惑的肾友可以遵照嘱托测试一下 24 小时的尿液中的蛋白质定量，看看从尿液中丢失了多少克蛋白质，也能作为营养师指导补充蛋白质的依据哦。

很多肾友其实在接受腹透治疗之前就有营养不良，这是因为长期体内毒素累积，导致恶心、呕吐，食欲不佳造成的，加上低蛋白饮食，更容易营养不良。而透析后，每日从腹透液中丢失的蛋白质在 5～15 g，如果饮食不加以补充优质蛋白，就容易导致低蛋白血症、营养不良。这些因素又是导致机体抵抗力差、腹膜炎的重要原因，所以腹透治疗后需要增加优质蛋白的摄入，不能跟透析前一样控制蛋白质饮食了，基本上是接近于正常人的饮食。

肾友们出现营养不良的情况很常见，且危害多，因此，大家一定要重视自己的营养状况，早期评估，从多方面干预，制订合理的治疗方案，同时保持科学的饮食结构。只要大家掌握好原则，放心大胆地增加优质蛋白食物，就能让我们的身体变得更健康、更强壮。

腹膜功能是会发生变化的

如果说腹透液是我们腹透肾友的"生命水"，腹透管是"生命线"，那么，腹膜就相当于我们的"生命网"。保护腹膜功能，延缓腹膜功能衰竭，对我们肾友来说至关重要。

上周六腹透卫士讲了一个很沉重的话题，就是如何保护腹膜功能。她说腹膜功能就像肾功能一样，是会走下坡路的，腹膜也是人体的一部分，功能衰退了是不能修复的，也不能替换。大家都要注意保护。

腹透卫士说："对腹膜功能损害最大的就是腹膜炎了。"腹膜炎对腹膜功能的影响很大，我一听到腹膜炎如同谈虎色变，神经都绷紧了，就怕下一个就轮到自己。但也有个别肾友感染好几次都不长记性，反复腹膜感染。腹透卫士说，一般感染三次腹膜炎后，腹膜纤维化就会出现腹膜功能衰竭，导致排不出毒素和水。有的肾友对水和盐分不加以控制，经常发生水肿，然后就喜欢用高浓度的腹透液，但是浓度越高对腹膜的损害也越大，加速腹膜的老化。这样腹膜就失去功能了。我做腹透的时候处处小心，就跟我写程序一样，不能写错一点点，不然就有漏洞了。

腹透换液操作中也是有技巧的，把一些关键点和原则把握住，规范操作，是完全可以避免腹膜炎的。我听说有些肾友做了十年腹透了，从来没有发生腹膜炎，腹膜功能也没有受到很大的影响。我也查阅了一些专业知识，腹透肾友随着透析龄逐渐延长，腹膜结构也在发生渐进性变化，其功能也会逐渐减退，就好似一个机器随着工作时间的延长，功能慢慢下降一样，水分超滤逐渐减少，直至发生超滤衰竭，一旦发生，将直接导致腹透治疗失败。这些做十年腹透的肾友们着实让人敬佩，能十年如一日地重复做好一件事情，真的很不容易。我也要坚持，我想再活三十年，活到退休。我要保护好我的腹膜功能，让它发挥更好的作用。

腹透卫士提醒我们，保护腹膜功能需要注意以下几点。

（1）避免发生腹膜炎，腹膜炎是导致腹膜功能减退的最直接、最严重的原因。

（2）遵医嘱合理使用腹透液，不能自行增加高浓度腹透液的使用，高浓度葡萄糖可诱导腹膜氧化应激反应，由此引发血管增生、腹膜纤维化。

（3）保护残余肾功能，选择腹透就是保护残余肾功能的最好选择，残余肾功能减退对腹膜功能的减退作用是间接的。减少或者避免使用有肾毒性的药物，如止痛药、造影剂，用药之前一定要咨询专业医生。有糖尿病、高血压、心脑血管并发症的肾友，要积极控制，避免残余肾功能减退。

（4）药物防治腹膜纤维化，血管紧张素转化酶抑制剂（ACEI）和血管紧张素 II 受体阻滞剂（ARB）类药物对腹膜功能具有一定的保护作用。

（5）腹透并发超滤衰竭时，可暂停腹透，临时转为血透，以使腹膜得到休息，多数患者腹膜功能能够恢复。

腹透卫士又说："规律腹透后，每半年或腹膜炎恢复后一个月，一定要到医院复查腹膜功能，进行腹膜平衡试验和透析充分性的检查，即医生说的 PET 和 kt/V。检查一下腹膜是否能充分地清除身体多余的水分和毒素，是否需要调整腹透方案，避免因腹膜功能的改变而引起并发症。"

我上次住院复查的时候，住在我隔壁的一个老年腹透肾友，做腹透有八年了，最近一年他拒绝门诊检查腹膜功能，结果腹膜功能退化，全部用 2.5% 的腹透液还是超滤很少，导致心力衰竭住院，现在脖子里插了管子做血透了，差点命都丢了，还要做手术建立长期血透通路，他后悔不已，整天懊恼地说着："早知道这样，要早点检查。"他刚做腹透的时候很听话，每次都按时、按要求做化验，因为有大病医保政策（门诊特殊病种），每次化验都花不了多少钱。近几年由于儿子结婚买房，家中经济状况有些拮据，他想着省点钱来支持儿子，自以为腹透每年就这么做做没大问题，不检查也不要紧，省点检查费也是好的。腹透卫士的话他也不当回事，腹透卫士劝了他好几次，要求他半年来门诊做腹膜功能检查，他一拖再拖。现在他知道自己错了，他说："要是早一年，不，就是早三个月评估腹膜功能，知道腹膜功能下降，提早建立血透通路，现在就已经能正常血透了，也不至于吃尽苦头，住院花的钱可比做检查多得多，还要拖累家人，我反而亏了。"可是，世界上哪有后悔药啊？

如果肾友们要进行腹膜平衡试验检测，需要做哪些准备呢？有哪些注意事项呢？让我们一起来了解一下腹膜功能检查的步骤吧。

首先，提前预约腹透中心，肾友自己须携带 2 个碘伏帽、口罩及腹透液、蓝夹子。试验前一晚灌入一袋 2.5%、2 L 的腹透液存腹 8～12 小时。第 2 日晨起禁食（常规服用降压药、降糖药暂停服用），到达腹透中心，引流出存腹的腹透液，测定超滤量并用碘伏帽封管，称量体重。然后，平躺在床上，将加热至体温的 2.5%、2 L 腹透液以每分钟 200 mL 的速度全部灌入腹腔。每灌入 400 mL 腹透液时，肾友须左右翻转、变换体位。腹透卫士在灌入腹透液后 0 小时、2 小时、4 小时收集腹透液标本，在 2 小时抽血标本（送检血肌酐及血糖）。值得注意的是，腹膜评估检查须进行至少 4 小时，肾友须合理安排好自己的时间哦。

医生会根据腹膜功能结果分析，调整我们的透析方案。腹膜类型分为以下 4 种。

（1）高转运，腹透液对葡萄糖的平衡作用快，对肌酐清除能力强，膜效率高，但葡萄糖的吸收快，超滤能力差。要想达到超滤目标可能较难，而且有低白蛋白血症的危险。因此，高转运类型的肾友适合做短时透析，如日间不卧床腹膜透析（DAPD）或自动化腹透的夜间间歇性腹膜透析（NIPD）。

（2）高于平均转运，膜效率高，对肌酐和水的清除能力适中，超滤好。因此，高于平均转运类型的肾友适合做持续性不卧床腹膜透析（CAPD）或自动化腹透的持续循环腹膜透析（CCPD）。

（3）低于平均转运，超滤好、充分，但溶质平衡作用慢，膜效率略低，肌酐清除能力低于平均值。因此，低于平均转运类型的肾友在刚开始时可以做持续性不卧床腹膜透析（CAPD）或自动化腹透的持续循环腹膜透析（CCPD）。当残余肾功能丧失时，适合采用大剂量 CAPD 的方法。

（4）低转运，超滤作用强，但膜效率很低，对毒素的清除能力差。因此，低转运类型的肾友应进行大剂量 CAPD 或更换为血透析治疗。

聊了以上 4 种腹膜的类型，大家是不是有点好奇自己的腹膜类型呢？感兴趣的肾友，可以咨询自己所在的腹透中心专业的医护人员哦。

根据我自己平时腹膜平衡试验检测的周期来看，在腹透治疗初期，腹膜转运功能会有轻微的变化，然后趋向于平衡。因此，基础腹膜功能测定应在腹透开始 2～3 周后进行。此后每 3～6 个月重复一次，动态观察腹膜功能的变化，有助于纠正透析过程中出现的各种问题。但是，若平时发现超滤状态明显改变，肾友们记得要及时去做腹膜平衡试验哦！此外，腹膜炎发生后 1 个月也需要及时评估腹膜功能。

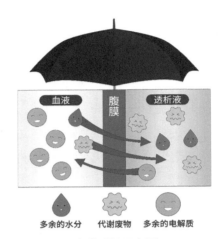

腹膜透析示意图

因此，只有通过定期合理评估腹膜功能，才能个性化调整腹透肾友的透析方案。而保护腹膜功能是保证透析充分性以及提高我们腹透肾友生存时间和质量的重要方面。既然选择了腹透，就要保护好我们自己天然的半透膜，一起努力吧！

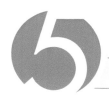

腹膜透析充分性

前两天，腹透家园群里的一位肾友陆阿姨，她对医生说："最近总是恶心想吐，一点胃口都没了，怎么办？"医生跟她说："需要评估一下透析是否充分。"肾友赵老师对腹透卫士说："我最近体重下降了不少，怎么回事？"腹透卫士跟她说："需要评估一下透析是否充分。"肾友张爷爷腹膜炎治疗过后一个月，他对医生说："最近为什么一点精神都没有，一动就累。"医生对他说："需要评估一下透析是否充分。"为啥三个不同情况的肾友，医生都说同样的话呢？

相信大家都听医生强调过透析要充分。没错，医生们常常把透析治疗效果的好坏称为透析是不是"充分"，"充分"说明效果好，"不充分"说明效果不好。透析的目的就是实现"充分"的透析，帮助我们肾友回归社会，像正常人一样生活。当肾友透析不充分时，就会出现一系列不舒服的症状，久而久之，不仅会影响生活质量，还可能产生并发症。可见充分的透析是大家必做的功课。

怎么评估我们的透析是否充分呢？

直白来讲，那就是透析后身心安泰、食欲良好、体重增加、体力恢复、慢性并发症减少或消失，以及尿毒症毒素清除充分。

或许肾友就很疑惑了，同样都是做透析治疗，为什么有的人透析很充分，有的人却不充分呢？这究竟是哪些原因引起的呢？下面这些可能会引起透析不充分的原因，你有遇到过吗？我们且来聊一聊吧。如果肾友的自我感觉很好，精力充沛、食欲好、睡眠好，就说明透析很可能是充分的。反之而言，如果肾友觉得虚弱、疲乏、食欲差、恶心、眼睑和双脚水肿等，就需要多加注意，就像开头那几位肾友的症状一样。当有这些表现时，很可能是透析不充分了。另外，当透析不充分时，也可能会引发一系列的并发症，如高血压、心力衰竭等。

但是，为什么当有这些表现时，就可能说明是透析不充分了呢？这是因为透析治疗本身就是代替肾脏进行人体内代谢废物和多余水分的清除。当透析不充分时，体内毒素难以有效排除，肾友身体就会出现各种不适。同时水钠代谢紊乱致水钠潴留，也会使肾友出现水肿症状。

聊到这里，有一点需要提醒大家：有时候症状不能完全用来判定透析效果，透析不充分到出现不适症状可能需要一定的时间，因此，个人感觉或者症状不能完全作为透析充分性评估的早期指标，还需要与实验室指标相结合才能更好地评估透析的充分性。所以，肾友一定要定期到医院复查和评估，让医生及时了解你的情况，适时调整处方。

那定期复查有哪些内容呢？又该多久检查一次呢？根据我所在随访的门诊要求，我为大家总结了一份透析充分性相关的定期检测表格（表 3.1），仅供参考啊！

表 3.1　透析充分性相关的定期检测表

随访检查指标	随访频率
常规血液检查：血红蛋白水平测定； 血液生化检查：包括肝肾功能、血糖、血脂等； 血电解质：钾、钠、氯、钙、磷等	每 1～3 个月 1 次
全段甲状旁腺激素	每 3～6 个月 1 次
残余肾功能评估（Kt/V、CCr）	开始透析 6 个月内，每月 1 次；6 个月后每 2 个月 1 次直到残肾 Kt/V < 0.1
透析充分性评估	每 6 个月 1 次，腹膜炎治愈之后 1 个月，调整方案后 1 个月

除了定期到医院复查，以下 3 点也是保证透析充分性的诀窍哦！

（1）保证每次灌入腹腔的液体量。标准的腹透液每袋容量为 2 L，如无特殊要求，应该全部灌入腹腔，以增加代谢废物的清除效果。

（2）保证换液次数。不能因觉得麻烦或自觉症状缓解而擅自减少换液次数。

（3）保证最佳的腹透液留腹时间。肾友需要谨遵医嘱，医生会根据你的腹膜特性，为你制定最适合的治疗处方。

进行充分的透析是保证高质量生活、低并发症及高生存率的前提，希望我们都能够遵从腹透中心的嘱托，透析得更充分、活得更美好！